献给关心、支持先声事业的朋友及

全体先声人

先声之道 II

先声学院 编著

顾问　任晋生　张　诚　万玉山　唐任宏

编委　程向华　王　峰　查宝兴　鲍　军　宋　洋

中国健康传媒集团
中国医药科技出版社

图书在版编目（CIP）数据

先声之道 . Ⅱ / 先声学院编著 . — 北京：中国医药科技出版社，2020.12

ISBN 978-7-5214-1642-8

Ⅰ. ①先… Ⅱ. ①先… Ⅲ. ①制药工业—工业企业管理—经验—南京 Ⅳ. ① F426.7

中国版本图书馆 CIP 数据核字（2020）第 036876 号

策划编辑　匡罗均
责任编辑　王　梓
美术编辑　陈君杞
版式设计　锋尚设计
文字校对　郭　颖　曹　嵩　于　望

出版　　**中国健康传媒集团 | 中国医药科技出版社**
地址　　北京市海淀区文慧园北路甲 22 号
邮编　　100082
电话　　发行：010-62227427　邮购：010-62236938
网址　　www.cmstp.com
规格　　710 × 1000mm　$^1/_{16}$
印张　　11$^3/_4$
字数　　120 千字
版次　　2020 年 12 月第 1 版
印次　　2020 年 12 月第 1 次印刷
印刷　　三河市万龙印装有限公司
经销　　全国各地新华书店
书号　　ISBN 978-7-5214-1642-8
定价　　45.00 元

获取新书信息、投稿、为图书纠错，请扫码联系我们。

序言 1 ▶ 先声药业，
Foreword 1　转型升级浪潮里的中坚力量

近些年来，我国生物医药行业开启了一场转型与升级的浪潮，从仿制、跟随到原创新药。尽管如今我们离真正的原始创新还有一个台阶，但随着政策的持续利好、人才越来越多，资本与合作推动，这一股蓬勃向上的创新力量已势不可挡。先声药业，正是这股力量中一个不可忽略的排头兵。

点滴回顾先声药业25年的发展及与先声的交流互动，在我的印象中，先声药业有以下三个特点。

一是执着创新。"创新"这个词如今很常见，但从很早开始就执着于创新，并且做出真正的创新是少之又少。我印象中先声很早就建立了研发中心，成功研发并上市了多个创新药和首仿药物。这在过去的十多年间对一家传统制药企业来讲是非常难能可贵的。

二是有韧性。回顾先声的发展，开创不少行业先河，又无不惊涛骇浪。常在媒体上看到或亲耳听到任总对企业的反思和批判，每每先声成长发展的辉煌时刻，任总总是用挫折和失败来警醒和鞭策自己及同事们。先声药业发展的历程，历经风雨、几多坎坷，但我们依旧看到他调整、变革、奋勇向前。企业要想获得长期成功是不容易的，正是先声的这种韧性，让他在我们制药行业有着难以撼动的地位，他用稳健的步伐、持续探索和实践，成为行业研讨、学习的经典案例。

三是开放性。先声的故事，难以忽略"开放"这个关键词。我们看到先声无论是研发、营销、并购、投资，都展现着开放的心态和开放的视野，这也是一种格局的体现。2020年的疫情，让我们深刻意识到世界越来越成为一个命运共同体，没有任何一个国家、组织和个人可以孤立的存在。我们的科学需要进步，社会需要发展，人类文明也正是在交流融合中才滚滚向前。我对先声药业开放式创新的模式极为欣赏，只有开放合作，我们才能相互学习，相互进步，惠及更多。

祝愿先声药业25周年生日快乐！期待先声成为中国医药行业转型升级的典范企业。

中国工程院院士　原中国药科大学副校长
转化医学与创新药物国家重点实验室学术委员会主任委员

王广基

2020 年 10 月

序言 2 ▶ 执着创新　并肩前行

Foreword 2 ——在先声药业集团香港交易所上市
仪式上的发言

　　25年来，先声药业集团走过了一条筚路蓝缕、艰苦创业的发展之路、创新之路，从小到大、由弱变强，从20多个人的蜗居创业，到今天成为拥有6000多名员工和南京、上海、波士顿三大研发中心的大型跨境生物医药创新企业。这主要得益于先声药业人敢闯敢试、敢为人先的拼搏斗志，坚持原始创新的科学精神，以及矢志"让患者早日用上更有效药物"的坚守。也正是基于这种斗志、精神和坚守，先声药业集团从诸多的不确定性和动荡的资本市场中，逆势突围，实现了从"跟踪仿制"向"模仿式创新"再到"原始创新"的关键转变。特别是近几年，通过转型发展和自主研发的加大投入，获批了国家重点实验室，解决了一批"卡脖子"技术，企业创新活力持续增强，上市新药不断推陈出新，为江苏省乃至我国生物医药领域产业链、供应链的稳定，为服务全民健康做出了重要贡献。

　　今天，先声药业集团在香港交易所上市，是先声药业应对"双循环"发展新格局的主动作为，也是对国家促进医药卫生事业发展战略的主动担当，更是深入贯彻习近平总书记关于把人民健康放在优先发展战略地位要求的深度实践。作为一名科研工作者，我想借此机会对先声药业未来的发展表达几点祝愿和期待。

一是加大对接国家战略需求，做好药、做新药。坚持医药领域供给侧改革，加快技术、资本的整合和优化是未来我国医药行业发展的大趋势。希望先声药业充分思考企业上市后在国家医药产业链条上的目标定位和战略选择，主动面向国家急需发展的大数据、大健康、预防医学等学科方向，积极求变，主动应变，多推出满足患者需要的好药、满足市场需求的新药。

二是立足自主研发创新，推动精准医学基础研究向临床应用的高效转化。在医药行业的大变革时代，走自主创新的道路关乎医药企业是否能够站稳脚、走得远。希望先声药业在复杂局势下，加强基础研究，储备研发人才，主动对接生命科学和生物技术前沿进展和新突破，开拓新药研究产业发展新方向；进一步发展壮大转化医学与创新药物国家重点实验室等重要的研发平台，聚焦精准医疗，发力临床转化，攻克肿瘤疾病、免疫疾病、传染疾病等领域的一道道临床药物治疗的难关。

三是深化校企合作，实现产学研用全链条的对接和融合。面对新发展环境，校企双方在知识创新、科学研究、成果应用方面的依存性越来越强。企业的发展越来越需要对接高校的创新链和研究链，获得高水平智力支持。我们南京医科大学与先声药业合作基础坚实，从设立奖学金、共建大学生创新创业基地再到共建转化医学与创新药物国家重点实验室联合研究中心，校企合作的覆盖领域和范围不断拓展深化。希望我们能够在新发展征程上取长补短，协同打造"产学研用合作共同体"，产出原创性、前沿性、引领性的高水平合作成果，为人类健康事业的发展再立新功！

中国工程院院士 南京医科大学校长

沈洪兵

2020 年 10 月

前 言 ▶
Preface

2003年，先声药业成立8周年时，我们将外部专家对公司的指导勉励和内部管理者的思考论述精选成册，出版了《先声之道》一书。时隔17年，仍经典隽永。

2020年，恰逢先声创立25周年，又重回资本市场。面向全新的发展阶段，我们将近年来创始人和管理人员对公司使命、战略、管理优化等方面的研讨和反思辑录，同时选取了一些先声文化价值观的践行案例，是为星星之火，继续先声人在自我批判中探索发展之路，坚持客户第一、共同长期奋斗。

编者

2020 年 12 月

目 录 ▶
Contents

第一章 ▶ 使命篇：为帮助患者而生

Chapter 01

最有价值的不是钱或有形资产，而是创造新事业的雄心，先声的注册资本不是多少万人民币，而是一种热血澎湃的创业精神。

回归初心，敢于追求杰出

任晋生

2018 年 7 月 28 日于中期会

先声的初心是什么？

先声是一个创业公司，刚起步时几乎没有资金，团队没有太多经验，所有的仅仅是几个三十岁左右不够成熟、但又不甘平庸的年轻人，加上没有认真调研这个行业，也可以说是因为无知者无畏，才冒冒失失地走上了这条不平坦的路。

创业早期，当时最有价值的不是钱或有形资产，而是创造新事业的雄心，先声的注册资本不是多少万人民币，而是一种热血澎湃的创业精神。凭着不知天高地厚的勇敢，队伍从七个人开始发展壮大。

记得之所以选择再林为我们的第一个产品，是因为当时国内儿童口服青霉素要做皮试，再林无需皮试，既能帮助患者，又有商业价值。第二个产品是儿童感冒药，也填补了当时市场的空白，后面的英太青、必存、恩度等都是中国首上市药，再到几年前的艾得辛，我们坚信首上市药和创新药对患者、临床医生都有明确的意义，提供了全新的甚至更好的治疗选择。

寻根溯源先声历史，我们的初心就是真正帮助患者，聚焦首上市药是先声一直坚持的战略选择。为此，我们放弃了许多有商业价值而无实际或确切临床疗效的"神药"。

先声的血液里还有建立业界高标准、追求行业第一的基因，曾经最早导入CIS，很早就和罗兰贝格、高盛、毕马威、奥美等国际性公司合作。大家也都知道先声曾是国内第一家在纽交所上市的化学生物药公司，最近我们还和BMS、第一三共、安进等公司开展战略合作。先声有着一贯的开放合作精神。

先声要回归的初心，就是坚定地做一家真正帮助患者的公司。唯有找到正确的方向，先声才能不断汇聚八方英才，才有越来越强的自信追求企业使命。近几年我们曾反复思考，先声的企业战略似乎和大多国内领先的制药公司十分类似，没有真正与众不同。2个月前我和同事们拜访了麦肯锡伦敦办公室，该公司合伙人的一席话对我触动很大，他说企业战略规划其实仅仅是第一步，更重要的是必须主动出击、投入大量精力和资源持续强化，还需要一些时间和耐心，战略才能体现应有的价值。

如何理解杰出、普通和一般呢？

杰出的近义词是卓越、出众，杰出的反义词是普通、平庸，我们把杰出的商界人士称为出类拔萃的商界精英，与之对应的则是佛系青年、油腻中年。

我们所说的杰出，包括杰出的目标、杰出的工作标准、杰出的绩效、杰出的产品、杰出的项目团队等等。杰出代表了一种程度，是与普通、一般拉开明显差距的，是通过事实比较、客观评价后的结论。

我们要追求的杰出是基于企业使命和为客户创造价值，相对于业界领先企业比较而言的那种优秀程度，而不是坐井观天式的自我陶醉。离开了事实和客观标准，"杰出"难以有说服力及可信度。了解行业趋势、洞察客户需求、借鉴领先者经验是追求杰出的起点，也是持续学习、坚持自我批判的机会，这正是追求杰出者的必备品质。

普通和一般是指大多数人认可或业界同行约定俗成的目标、状态、工作标准，还可以、过得去、合格等等就是平凡和一般。

杰出的成果不会顺其自然、轻轻松松或者凭借好运气获得，一定是付出了更多思考和努力，做出了一系列有勇气的决定，即使早期遭受他人质疑和嘲讽，仍能执着坚持，杰出的产品和服务一定是奋斗的自然成果，是贝佐斯所言"超时工作、勤奋工作、动脑工作"三选三的直接输出，一帆风顺的杰出也许根本就不是杰出。

大多数人在大多情况下都有贪图舒适安逸的习惯，向周围的普通和一般看齐，你也会变得平凡和一般，即使一个有杰出潜质的人，如被平庸的环境或组织氛围所包围，将身不由己，潜移默化。追求杰出的本质就是持续与低目标和一般标准做斗争，不断和自己较劲，把自己和同事奋力拽出舒适区，既对高标准的追求坚如磐石，又永不满足，乐在其中。

我们曾经有过高远之志，也为之进行了浅尝辄止式的努力，我们内心常常有着追求杰出的意愿，创业初见成效后决策心态渐趋守旧守业，我们在拥有更多资源后反而变得谨小慎微，不再执着于雄伟目标，许多时候在战略上患得患失、犹豫不决，执行方面未能凝聚团队共同的智慧、未能激活全员潜能，也未能以业界最高标准要求我们的日常管理行为。

一个领导和组织变得平庸的标志之一恰恰就是随波逐流，向所谓的"大家都认为"的一般目标和低标准妥协。也许是因短期业绩焦虑慢慢淡忘和模糊了我们的初心，越来越失去先声之魂，越来越失去敢于追求、独树一帜的企业品格。此时此刻，我们尤其需要重新思考先声为什么要追求杰出，以及如何追求杰出这个贴近先声现状的问题。

为什么要追求杰出？

1. 为了共同把握住这一难得的历史性机遇

过去十多年，生命科学领域的技术迭代日新月异，分子靶向药物、抗体药物、肿瘤免疫治疗、细胞治疗、伴随诊断等一系列更有效的治疗手段层出不穷。

展望未来十年，生命科学领域一定精彩纷呈，今天难以想象的奇迹将会接踵而来，巨大的市场需求和监管政策改革吸引着更多资金、更多人才汇聚到这个领域，新一波生命科技的创新浪潮正在酝酿、累积能量，即将奔涌而来，势不可挡。与大趋势相对应的，一批中国企业也将崛起为世界级公司。

先声人想要把握住这一历史性机遇，在成就先声事业中成就自我，而敢于追求杰出是大多数先声人的必修课程。

2. 卓越企业、成功人士几乎都是追求杰出的生动实践案例

华为今天的成功源于坚持以客户为中心、坚持以奋斗者为本，也是追求杰出的高远目标、不懈践行杰出工作标准的结果，华为拥有业界最杰出的团队、最杰出的研发和营销人才、最杰出的产品以及最杰出的管理理念和管理体系。

《重新定义公司》《重新定义团队》告诉我们，大大超越传统管理理念和管理方法才可能成就今天的谷歌，谷歌强调人人都应有挑战性目标，花了大量精力招募真正有成长潜力的杰出人才，候选人录取率是0.25%，竟低于哈佛商学院的录取率，他们还声称宁可漏招，而绝不错聘一个够不上杰出标准的创意精英。

亚马逊的贝佐斯称，每次招聘员工，无论男女，都要一个比一个水平高，唯有如此，才能使整个公司人才储备的标准提高。他对HR说，你们要把所知道的最聪明的人全招来，他希望亚马逊所有员工都具有高智商且勤奋异常。亚马逊的一个VP竟然把

十几个在他眼里最具智慧和能力的杰出人才招进公司。早期的亚马逊急需建立供应链能力，就对沃尔玛一高管"穷追不舍"，后来该高管领导物流部门后，有同事评价：我实在想不出还有其他美国人能成就此事。

贝佐斯一旦发现同行网上商品售价低，必定研究透彻对方的价格为什么低。他要求亚马逊成为全球最以客户为中心的公司，他还要求任何工作都要有明确的完成期限，他认为，互联网的一周就相当于线下的一年，全体员工要有这样的时间观、危机感。

31年历史的吉利德聚焦抗病毒领域，2012年以110亿美元并购Pharmasset（该公司也是先声为其LP的美国著名风投MPM所投公司，投资回报率246倍）的索非布韦后大获成功，索非布韦上市第二年销售额即超越百亿美元，同时实现了基本治愈丙肝的人类崇高目标。37岁的安进创造了EPO、GCSF等一系列杰出药品，2001年以160亿美元并购Immunex的重磅创新产品后也取得巨大进展，这两家生命科学领域的创新公司，加上已合并进罗氏的基因泰克，都是市值逾千亿的新生代公司。能后来居上，跻身清一色百年历史巨头主导的全球药企20强，除了他们有着杰出的企业使命、战略、价值观，还与他们持续吸引凝聚杰出人才、研发杰出产品、与杰出的科学家团队合作紧密相关，值得先声全面对标、深入学习。

成功企业是这样，杰出的运动员、艺术家、临床专家、科学家也概莫能外。敢于追求常人看来高不可攀的目标，以极高的标准要求自己，以远胜于常人的奋斗和执着，才让他们拥有杰出绩效，从而赢得同行和大众的尊敬。

3. 先声的使命决定了我们必须追求杰出

先声的使命是让患者早日用上更有效药物，而要高效高质量持续创造，除了把追求杰出变成我们的习惯，甚至成为你的生活方式外，可能没有其他捷径。如果我们没有追求杰出的长期奋斗，既难以履行企业使命，又怎能实现值得我们自豪的个人工作价值呢？

先声近几年经营形势喜人，但也要清醒地看到我们真正的核心竞争力未能显著提升，与行业领先者差距还很大，日常管理行为中还存在大量与杰出背道而驰的种种表现，我们的研发人才密度、研发管理远远滞后于公司整体发展要求，我们的制药国际化基础能力已落后于百强的平均水平，我们的营销转型、医学和市场策略、营销费用率指标等也与业界杰出标准相距甚远。在这一背景下，动员先声管理者回归初心，从自己做起，带领全体员工敢于追求杰出，是针砭先声时弊的不二选择。

如何追求杰出？

1. 先声必须拥有杰出的雄伟目标

先声的目标必须足够雄伟，才容纳得下未来的几万追随者，同时吸引一大批有抱负的有识之士值得为之奋斗。先声人过去不会、未来也不会仅仅为产值利润而活，先声存在、先声事业长青的第一理由是帮助患者，你我的亲人可能也是患者，许多患者是我们的家人，必须牢牢记住先声究竟为何而生，是的，先声人为帮助患者而生。

先声的崇高使命就是让患者早日用上更有效药物，先声的目标是创造一系列更有效的创新治疗手段，是创造一大批患者用得起的优质仿制药。若先声始终和患者站在一起，心里时刻装着患者，我们将找到奋斗的方向和工作的意义，我们将敢于挑战传统理念和习惯、敢于探索一个个未知领域、敢于建立独特的方法论和管理体系，我们也将把患者能否获益作为评价新项目的首要标准，同时我们也找到了追求杰出的真正理由。

正确、阳光、具有道德价值观的企业目标也决定了具体战略，我们将放弃有众多竞争者的一般仿制药，先声不应哪里热闹就去哪里分一杯羹，大家都能研发生产的，先声没有理由重复投资。我们仿制药业务的价值一是让患者用得起好药，二是赚钱投资研发创新药，三是锻炼和培育我们的创新能力。让《我不是药神》的故事在中国越来越少。同时让原研药的价格降得更快一点，当然这取决于我们能否敢于追求杰出，能否抢时间拼速度。

先声的雄伟目标决定了我们不简单以近期商业利益决定投资什么或扩充哪些产品管线，凡与患者迫切的需求关系不够紧密的，不应纳入先声的业务范围。

先声的雄伟目标决定了我们未来对创新药业务持续投入的承

诺。微软CEO在《刷新》里的一个论述使我印象深刻，人类最杰出的能力就是创造力，但不必全部由自己发明创造，对企业而言，重要的是把他人的发明高强度、高速度地变成现实。

一位业界专家曾作为顾问告诫我们，创新药投入是一个长期的过程，项目越少、失败率越高，投入总金额越少、失败可能性越高，不坚持长期投入那就坐等失败吧。麦肯锡报告也提示我们创新药研发领域应高度聚焦，聚焦程度越高的企业越专业、越有经验，整体研发投资的成功率也越高。此外，创新药研发还应在模式、机制创新上下功夫，应比同行更开放、更高效，与研发团队形成利益共同体也十分关键。

先声整体目标同时要转化为各个子公司、下属团队的目标和共同行为，OKR方法论中重要的指引是上下左右对齐接轨。绩效目标的前提是必须符合整个组织的期望，偏离组织期望的努力和成果是毫无意义的无效奋斗和伪绩效。

先声使命和目标、价值观必须赢得先声人特别是全体管理者的高度认可，必须化作越来越多先声人的自觉行动，其对管理体系、企业品牌和组织文化也将产生决定性的影响。只要先声管理者愿意为帮助患者而全心付出，全体先声人敢于尽全力追求杰出，先声将会逐渐区别于众多同行竞争者，假以时日，我们终将从走的状态到加快奔跑起来，就像我们的企业标志。

2. 先声管理者必须设定杰出的工作标准

杰出绩效的创造者是杰出的团队，首先我们要把组建杰出团队作为经营管理的第一要务，有了比较优秀的团队，再抓两个关键点，一方面持续加强和优化团队才可能接近杰出，另一方面必须为团队设定杰出的共同目标和杰出的工作标准。

贝佐斯认为绝不妥协地追求工作的高标准，是亚马逊持续成功的秘密，并相信管理者对工作的高标准是可以通过学习来获得。他还认为一个人在一个专业上的高标准不会自然复制转移到其他专业领域，必须重新调研卓越的领先者，从头开始学习，才可能建立新的认知和能力。

先声目前许多工作标准已比普通、一般更低，我认为先声当前管理工作的1/3和行业百强相当，1/3略高，1/3尚处于十分平庸的状态。如果管理者默许认可几次低标准，往后就会固化为团队习惯和组织文化，这个团队几乎所有成员都将蜕变为平庸者，低标准习惯就像"病毒"一样快速传染，危害整个组织。高标准也会正向复制和扩散，新加入者会通过观察、倾听、沟通，感知这是什么样的组织，如长期身处高标准文化氛围中，新同事也会近朱者赤，更快成长。

3. 先声管理者必须追求杰出的团队目标

杰出的团队目标不应是简单粗暴的从上而下命令式，而应充分沟通，群策群力。形成团队目标的过程既是管理者展示影响力的机会，也是观察评价团队成员是否有追求杰出意愿和能力的机会。许多时候团队成员的潜力需要被激发。团队有野心的目标被大家所认可，这是实现杰出团队绩效的第一步，将感召团队所有成员，激发全员自动自发的创造力，将产生难以想象的巨大能量。杰出的团队目标还将激励更多同事主动作为，促进对内对外的协作。

有野心的团队目标，还将有利于同心同道，一致对外，不再有过剩精力家长里短搞内耗，当然这要优化相应的考核制度，不能太强调个人绩效，要不断强化团队精神和集体荣誉感。

杰出的团队目标和杰出的定义一样，不能自以为是，是与行业领先者比较而得出的相对结论。要实现杰出的团队目标，还要有杰出的方法和管理体系，管理者应时刻给予团队更多信心和信任，既充分授权又全心支持，同事之间坦诚相待和真正用心地反馈帮助，这是每个杰出团队的基本原则。

杰出的团队目标就是创造杰出的成果，包括工作高标准、更快的速度和更高的效率、更少的资源消耗或更有效地利用资源。但归根结底，杰出的团队目标是为了整个组织的成功，也是为外部的目标客户创造价值，组织和个人成长的牵引力既来自于内部同事的奋斗，也来自于外部客户未被满足的需求。

看一个管理者有无追求杰出的意愿，其中一点就是看其能否与比自己更强的人合作共事，还是喜欢与比自己弱的人相处，以找回可怜的自我感觉良好。更强的人都有缺点和个性，人非圣贤，关键看是否有利于组织成功、球队赢球。

4. 在人才引进和招聘方面追求杰出

几乎所有名校都坚持高门槛的一流生源，几乎所有伟大的公司都是由精英人才组成的，投入更多精力和预算于新员工招聘面试上都是值得的，招聘面试是各级管理者最重要的工作，甚至没有之一。

坚持面试的高标准和高门槛应成为先声的重要管理原则，要学习亚马逊设立面试"抬竿者"角色，凡"抬竿者"否定的一律不准录用。今后我打算进一步明确录用批准权限，所有试用人员转正表均应由分管的EMT成员审批，我本人也将花时间抽样面谈，看看大家为公司招了哪些比我们更强的人。

5．用好OKR这个杰出的管理工具

OKR是已被无数实践证明了的杰出管理工具，其核心理念是鼓励更多人追求杰出，组织的成功不仅靠一个人的智慧和能耐，现代组织必须激活全员，让大家整天琢磨着甚至梦中也想着如何向看似不可能的目标发起冲击，这个过程就是自我成长、自我突破的历程，也必将转化为整个组织加速前进的能量。

6．用绩效区别考评确保杰出者脱颖而出

绩效区别考评表面容易理解，真正执行起来很难，长期坚持下去更难。这个方法源自GE的杰克·韦尔奇，后来被许多成功的公司引进和实践，GE认为这是企业活力的主要来源。

绩效区别考评的挑战之一是如何评价难以量化的绩效。我认为采用相对于本人历史绩效、相对于外部领先者的绩效、相对于公司同层级进行充分比较就容易很多。挑战之二是如何抛开部门本位主义和人际感情，坚持尽可能的客观公正，由具公信力的多

人委员会实行绩效校准是个好办法，同时大家应明白身为管理者，必须心底无私，严于律己律人。无原则祖护下属，长远角度是对下属的不负责任，不利于打造团队创造杰出绩效的能力。

绩效自评中问题不少，我们事先专门发文要求不超过150字，一些同事偏偏不按要求来，最多的近千字。记得一位朋友几乎每个春节期间都给我一条几十字的问候并通报业绩短信，最近一年的内容是："刚刚过去的一年，实现单品销售19.5亿，同比增长32%，净利润近多少亿元"，简洁明确，有底气有自信。你写得太多，大部分是日常工作事务，说明你理解力不够。和大家再澄清一下，绩效主要指成果，不是指如何努力，绩效不必写具体过程。

听说一些团队找不出C和D，那很简单，团队的直接领导及领导的领导就是C，这是华为的任总说的。凡拟评为A、B+的，要调出他的OKR，先看一下他的OKR是否真的有挑战性，如没有想象力、给人以不敢追求杰出的印象或OKR得分0.8以上，我建议不能评为A或B+。

绩效评价和OKR的得分脱钩，是指绩效A、B+，和OKR得0.5或1.0分完全无关。但好的OKR对绩效等级提升确有很大帮助，公司就是鼓励大家敢于挑战高目标。从执行看，中层管理者主动作为的意识和能力严重缺乏，不敢唱主角，不擅于融入团队共同奋斗，到绩效总结自评时再着急也没多少用。

绩效区别考评结果为B是大多数，其中许多人是介于B+和B

之间，再努力一步就会体现绩效亮点。我们这一制度的目的是让同事变得越来越出色，让杰出者脱颖而出是先声管理层的重要任务。

任何人的既往绩效、过去成就代表个人能力、努力与当时环境、资源化学反应的产物，现在要用新的环境、资源条件下的当期绩效再次证明自己。不吃老本，敢立新功才是真正的追求杰出者。

为什么要说"敢于追求"？

引用谷歌拉里·佩奇的话："想要点燃团队的熊熊烈火是极其困难的，大多数人没有接触过如登月般异想天开的思维方式，他们习惯于用不可能否定自己和他人的想法，而不是从基本物理原则出发去探索可能性。谷歌投入大量精力物色善于独立思考的人，并设定远大目标，这两者结合，目标往往能够实现。就算跌倒了，你也可以从失败中得到宝贵的经验教训。"

他还说，"如果只求渐变，时间一长，企业就会落伍，科技行业尤其如此，因为外界改变通常是革命性的，而不是循序渐进的。所以你必须强迫自己，着眼于未来。希望大家都向不可能挑战。"

先声今天就应这样做。问题是你、我、大家准备好了吗？

前天我和同事拜访了一位杰出的免疫学家，过去十年他已创办了五家与免疫治疗相关的研发公司，面对不确定性和高风险，他勇敢尝试，从不畏惧失败，全身心陶醉在探索科技前沿的路上。他说其最大心愿就是尽快将早期研究成果开始患者一期临床，拯救更多生命，这是他的使命和终生爱好。

敢于追求杰出的"敢于"，是一种勇敢的做事态度，也是人内在使命价值观的外化展现，更是人生而为之的一种精神。这需要自我认知的升级和进化，也需要持之以恒的坚持，更需要绝不向低标准妥协的勇气。

将未来带进现实

张诚

2020年，先声已经走入第25个年头。对一个自然人来说，25岁正值美好年华，风华正茂，意气风发，而对一家企业来说，却是历经风雨才能走过这25年。考虑到中国企业的平均寿命要远远小于这个数字，这25年里，先声能够在市场大潮中一路披荆斩棘，存活发展至今，实属不易。

作为一名先声的"新人"，回顾和思考这25年的历史，学习前辈们所付出的努力和经验，对于个人来说，定然受益匪浅。但更为重要的是，作为组织，认真回顾我们这家企业一路走来的历程，思考企业未来将如何走下去，并勇于将我们的思考付诸实践，必将会在很大程度上影响企业下一个25年的发展。

回顾先声的发展史，必然要结合中国医药市场发展的大背景，可以说先声这25年的成长也伴随、见证了中国医药市场的发展和成长。基于我和任董多次的交流，以及个人对中国医药市场的一些理解，我认为先声自1995年创立以来，这25年大体上经历了四个发展阶段。

　　1995～2000年：这段时期先声的主要业务以代理产品销售为主，模式上基本以贸易为主，这与同时代中国医药行业的很多公司走过的路径相似，还谈不到差异化战略。这个时期内先声最主要的资源配置和能力建设基本上都在销售领域，主要思考的问题还是如何将销售做好，产生更多的利润。同时也锻炼和积累了一定的销售管理能力和经验，并且最为重要的是，先声当时的销售模式和组织方式是和整体的中国医药市场的发展相适应的，加上以任董为代表的创业者的胆识和努力，抓住机会，使先声得以快速发展。

　　2000～2007年：这段时间先声在前期代理销售的基础上，开启了工业化的时代，从过去代理别人的产品，到生产和销售自己的产品，真正意义上成为了一家制药企业。虽然产品上仍然是以仿制药为主，但同时也尝试研发或并购了一些有自主知识产权的产品。这段时间的发展使得先声初步建立了制药能力，同时从管理上也积累了一定的研发、生产和销售的多元运营能力。这段时间也正值中国医药行业方兴未艾，跨国公司纷纷布局中国市场，大部分国有企业转型升级，民营医药企业快速创立，政府逐步建立市场监管机制，酝酿医药卫生系统的改革。总的说来市场仍然蕴藏大量的机会，先声也在这样的大背景下顺势而为，获得了长足的发展。

　　2007～2013年：先声在前一阶段发展势头良好的基础上，作为中国本土的第一家民营制药企业登陆美国资本市场，期望进一步借助资本力量发展壮大，获得更多资源，从产品研发、生产制造和企业运营多维度获得成长动力，同时也积极地开展对外合作，为进一步国际化搭建平台和奠定基础。因为种种原因，我们的发展不如预期，主要的反思还是在前期高速发展过程中我们的组织能力积累、人才密度还不够，深层次的战略规划不够清晰，导致对于资本市场的理解不够，内部研发效率不足，投入和产品输出总体上缺乏战略导向，运营上缺乏制度化和流程化的管理基础。基于这样的思考，管理团队决定在2013年完成私有化，退出美国资本市场。与此同时，中国医药行业渐入佳境，获得了长足的发展，随着2007年国家医保目录的调整以及参保人数的不断扩大，国家整体医药卫生投入也在不断加大，整体医药市场的"蛋糕"在迅速变大，但基本上还是以仿制药为基础，产品层出不穷，价格不断上升。可以说这段时间仿制药企业大多发展都很迅速，盈利水平也有快速地提升。但在此阶段有远见的企业却在悄然布局创新药的研发，为下一阶段的发展做出投资。

2013年至今：先声已进入第四个发展阶段，这个阶段的特点是随着国家医改的逐渐深化，医药行业作为强监管行业，越来越趋向于规范化运营，医保谈判不断深入推进，行业本身随着对外开放的程度加深，以及政府鼓励创新的政策导向，产业价值逐渐从仿制药向创新药转移并逐步加快。反观先声这个时期的发展，我们的销售收入有了很大的提升，这得益于前一个时期产品的丰富和销售团队的扩张。同时我们在创新药研发上的投入也逐步加大，研发团队引进了一大批高水平人才。与此同时，也充满了挑战，仿制药业务越来越难以为继，价格不断下行，创新药的增长逐渐落后于同行业水平，管线中的产品补充困难，需要一定的时间。在这个阶段，先声的管理团队也在不断地反思和总结，什么是我们的战略方向？我们应该建设和积累怎样的能力，以帮助先声在下一个发展阶段获得进步以及突破现有的发展瓶颈？

从战略角度讲，结合行业发展趋势，根据先声自身的特点以及我们的价值观，我所理解的先声战略简单地说就是产品结构从以仿制药为主转向创新驱动，价值获取模式从销售导向转向学术导向，运营能力从个体能力驱动转向组织能力驱动。为实现这一战略目标，我们应该建设和积累怎样的能力？我想我们应该从三个方面思考这一问题：组织建设、制度建设和能力建设。

首先是组织建设。我们在过去强调比较多的是人才密度，我们需要吸引、保留和发展高潜力的人才。管理的最终目的是为了达成公司的高绩效目标，只有人可以做到这一点，而不是规章制度。但人只有在组织中才能发挥功能，脱离了组织，人只能是乌合之众，是团伙而不是团队。建立功能健全的组织，同时深刻理解组织在不同业务场景下的工作方式，以业务结果和绩效为导向思考组织的最佳结构，是其中的关键。

未来行业的发展趋势不再是单兵冲锋与较量，而是集团作战。以营销为例，过去我们发给一线同事资源，就像发给步兵一人一支枪，子弹管够，目标是冲上去消灭"敌人"，现在在大多数情况下可能行不通了。现在需要事先侦查，了解敌人火力分布，制定周密计划，先进行空中打击，远程火力支援覆盖，然后士兵冲上去。这就要求我们找到有效的组织模式，做好配合让医学、市场、营销、准入、商务一起工作。仅有个别牛人不顶用，会被敌人炮火压在战壕里出不来。我们目前以层级为单位的组织结构很难适合未来的作战需求，扁平化和去中心化的组织也许更为合适。利于赋能、利于信息充分分享的组织是未来的趋势。但同时专业化也是非常重要的，配合作战不代表没有分工，也不代表一人多岗，而是先专业再合作，专业度的要求反而更高，更多的可能是一人多任务，以任务为单位的组织结构。以我看来，先声目前急需提升的是多部门协同和配合，以及专业化能力，适合于业务场景的组织形式，以提升集团综合作战实力。

其次是制度和流程建设。先声在过去的发展过程中建立了很多的制度和工作流程，但有些不能被有效执行或者执行后效果不佳，我思考其中的关键在于以下两点。

一是有制度和流程但是没有控制点，或者控制点弱化，制度的刚性不够。华为在早期也曾提出"先僵化再进化"的思想，理解或者不理解都要执行，没有这一点，任何流程的执行都会存在问题。通常来说在制度流程执行的早期，必然会伴随着效率在短时间内一定程度的损失，用灰度替代制度，制度和流程就无法建立，科学化的管理也无从谈起。应该建立制度之内用制度，制度之外用灰度的文化，这才是中国文化和西方管理哲学的有机结合。

二是制度和流程断点多，就如同我们目前的信息系统和数据系统，制度流程的孤岛情况比较明显，不同部门的制度流程相互不衔接，各行其是，仅仅满足本部门需求和工作，并不是以经营结果为最终衡量标准，强调权利而非责任，缺乏系统化的梳理和整合，加之信息系统和数据系统碎片化，最终导致制度流程无法执行，或者重复低效工作很多，价值却不大。我们目前需要伴随着流程的梳理和再造，建立统一的端到端工作流、信息流和数据流，利用现代的技术手段，实现关键工序和职能的信息化和自动化，提升运营效率。

最后是能力建设。能力建设是建立在组织建设和制度流程建设的基础之上，能力建设涉及的内容也非常多，是一项长期而艰巨的工作。

在先声的25年中，曾经也有很多人才在先声的平台上积累经验，发展能力，最终在中国医药行业的多个公司创造了非常引人注目的成绩，这在研发、生产、销售领域比比皆是，不胜枚举。时至今日，先声公司内的人才密度和素质在业内也是有目共睹，这与早期创业者一直以来重视人才、培养人才和发展人才的理念和实践是分不开的。先声的文化中，相比同时代的民营企业而言，开放和包容的基因由来已久，不故步自封、求贤若渴是我们的传统，我本人在某种程度上也是受这样的文化感召加入先声的。

　　我们思考过去的实践，如何将这些高素质人才的个人能力转化沉淀为组织能力，而不是随着人才的流动，"雁过无痕"，或者明星阵容产生不了明星成绩，这并不是组织所需要的能力建设目标。这其中管理发挥了很大的作用，现代管理思想的奠基人德鲁克说，管理是用经营结果来衡量的，是组织作为社会器官发挥功能的唯一手段。从最基础的管理抓起，均衡发展一直都是企业运营的基本准则。所谓均衡发展即经营与管理的均衡，而中国的企业普遍的问题是强经营、弱管理。强势的经营善于抓住机会，机会驱动。但弱势的管理最后会导致辛苦了一整年，机会抓住了，多收了三五斗，却因为跑冒滴漏，所剩无几。

　　产品生命周期没有管理，短期内可以成长，但是无法最大化商业价值。人的管理没做好，也无法发挥最大的价值。客户的管理没做好，人走了客户也就被随之带走。研发的流程和质量控制没做好，投入的资金和人的智力资本最终不能产出产品。生产流程没管理好，就不能形成精益生产能力。管理有时候是和机会驱动相冲突的，什么是我们应该全力以赴的机会，什么机会对于我们是有长期价值的，什么机会是我们应该主动放弃的，甚至是和我们长期战略相违背的，这些都考验着管理者的智慧和定力。管理需要的是"板凳要坐十年冷"的坚持，最终才能锻造成组织能力。

　　贯穿着组织、制度流程和能力建设的是客户导向的文化。过去长期以来业内大多数的企业将注意力放在企业内部，从产品到营销，关注的是如何能够做出好的产品、卖出好的产品、而不是以客户为导向。随着临床未被满足需求的概念提出，我们的目光应该转向医生、病人，什么是他们未被满足的需求？病人在就医过程中有哪些困难，医生在诊疗过程中期待什么？我们应由外及内的思考我们的工作，并最终形成企业文化，建立在这些文化基础上的先声才能以更为开放的心态融入市场，才能为未来发展贡献价值。

综上，所有目标的实现都是建立在团队领导力的基础之上的，克劳塞维茨在《战争论》中讲到："什么叫领袖？要在茫茫的黑暗中，把自己的心拿出来燃烧，发出生命的微光，带领队伍走向胜利。战争打到一塌糊涂的时候，将领的作用是什么？就是用自己发出的微光，带领队伍前进。"只有我们的管理团队以至于每一个员工，只有充分发挥领导力，才能在当今充满机会和挑战的中国医药市场中，带领先声驶入下一个高速发展的时代。

浅谈奋斗

万玉山

何为奋斗，就是为了达到一定目的而坚持不懈地去做，并且有相应的成果。众所周知，在2020年抗击新冠肺炎的战斗中，我们国家大量的医务工作者、科研人员、防疫物资的提供者等各岗位的人们为了早日战胜疫情，不顾个人安危，持续奋战，谱写了一曲曲奋斗者的战歌，成为了我们心中的英雄。作为芸芸众生中的一员，也许我们没有如此轰轰烈烈的壮举，但不甘平庸的你、我，也一直走在奋斗的路上。

我们为什么奋斗？这个问题一百个人也许会给出一百个不同的答案。

一、作为家庭的一分子，无论你的身份是父母、子女或兄弟姐妹，通过我们的努力奋斗，为家人幸福生活创造良好的物质基础和社会环境，应该是我们大多普通人奋斗的一个重要理由。

二、作为社会人，我们有各自的理想和追求，为了达成这项目标，我们耗费各种社会资源，也从社会获得各种支持。为了实现理想，我们通过努力地学习和工作，通过持续不懈的奋斗，创造价值回报社会的馈赠，同时也实现我们个人的理想，实现自身的价值。

三、通过公司全体同事的共同的努力，公司新产品成功上市，满足了用户的需求，为他们提升生活质量、恢复健康提供了帮助；企业快速发展，创造了更多的就业机会，为国家缴纳更多的税款，会让我们感到奋斗的快乐。经过团队成员长期共同的艰辛付出，我们的项目获得重大突破或成功完成，给我们带来奋斗的喜悦。团队成员在组织发展过程中得到快速成长，为企业持续发展提供长期的助力，给我们带来持续奋斗的希望。

尽管不同的人有不同的奋斗的原因，那到底什么是有效的奋斗？我个人认为至少必须做到以下两点。

第一，做正确的事

何谓正确的事，判断标准在于是否有助于实现我们的目标和使命，是否符合我们的战略。我们公司的使命是"让患者早日用上有效药物"，我们的战略是"基于真正帮助患者，聚焦创新药和首上市药，建立领先的开放合作与研发创新能力、国际标准的制药能力、专业的品牌塑造与推广能力"。

对照公司的使命和战略，我们可以对以下问题做出很好地判断：对于疗效和安全性与现有药品类似的创新药我们还需要继续做临床吗？商业前景虽很好但疗效不明确的产品我们还持续研发吗？已经有多家企业生产的仿制药我们需要研发吗？专利期内的原研药在国内销售价格居高不下，而国内还没有仿制的产品我们研发吗？如果方向不对，我们投入越多的资源、付出越多的努力，只会让我们离目标越来越远，结果只能是南辕北辙。

第二，把正确的事情做好

1. **所有的努力只有坚持"以客户为中心"才能真正创造价值。**为客户提供产品或服务，满足客户的需求是我们实现组织价值的唯一路径。我们需要深入了解更多客户真实的、多层次的需求，并有针对性地满足客户的需求，而不能用简单划一的方式去对待不同的客户，或者只关注现有客户。

对外部客户的重要性我们有共识，而管理者和同事对公司内部客户的认识就存在较大的差异。有的基本上只强调单向的支持和服务，而忽视了内部不同岗位之间在不同的工作内容上是互为客户的，导致内部管理有效性、及时性大幅下降。例如：业务部门需要职能部门尽快提供业务分析，而这些分析的基础信息来自于业务，如果业务部门不能或不愿及时提供这些基础信息，这些分析将无法有效进行。

2. **只有团队奋斗才能迸发出巨大能量。**组织中经常出现这样的现象：一个部门的领导每天日程满满，疲于奔命，工作时间远超过部门内的其他同事和其他部门的负责人，但部门绩效差强人意。为什么？因为部门领导者没有能够有效地组织和调动部门同事，激发大家的激情和主动性，一起奋斗，而只是本人努力。管理者不能忘记带领、激励团队共同奋斗的职责，毕竟相对于团队，个人的力量是有限的，只靠个人奋斗，注定事倍功半。

3. **必须平衡短期利益和长期利益，我们的奋斗才能产生长期价值，组织才能持续健康发展。**我们内部存在不少此类行为：为了短期的销售增长只顾挖掘现有客户的潜力而不愿意开发新的客户；片面强调资源驱动型的增长而忽视团队组织能力的提升；片面追求项目的当前进度而对项目中存在的问题视而不见甚至刻意瞒报；片面追求眼前的效率而不愿意加强过程管理；只愿意使用比较有经验的老员工而不愿在培养新人上投入精力。

此类只关注短期利益的奋斗行为越多、越普遍，就越会给组织的长远发展带来巨大的持续性伤害。因此我们每一位管理者都有义务在收获当期"粮食"的同时提升"土壤肥力"，让组织在未来有更好的"收成"。

4. **任何不创造价值的努力都是伪奋斗。**我们有的管理者会简单地将奋斗与工作时间的长短画上等号，统计同事的加班时间，把加班时间长的同事树成典型，而不去具体分析他为什么加班，加班时在做什么，管理者完全被"伪奋斗者"的假动作所蒙蔽。还有一些现象也值得我们关注：我们有的管理者每次汇报工作时就给出几十张制作精美的幻灯片（甚至安排专人为此做准备），这是我们需要的吗？这些绚丽的幻灯片给我们解决了什么问题，给公司创造了什么价值？我们内部的部分会议喜欢邀请更多的人参会，似乎参会的人员越多就会效果越好，事实上有些受邀者由于工作分工或专业背景等原因对会议讨论的议题并不了解，提供不了有价值的意见，被动陪会，反而白白浪费了宝贵的时间。

　　上述内容只是我个人对奋斗的思考和认识，观点可能有所偏颇，希望借此机会和同事们一起反思我们管理中存在的问题，寻找解决的方法，推动公司更快、持续地发展。

第二章 ▶ 实践篇：开放求索的征程
Chapter 02

　　如果要用一个词形容先声创新文化的特点，那就是"开放"。我们推崇开放式创新的模式，通过自主研发与对外合作相结合，为患者寻求更有效的治疗手段。通过与外部伙伴开放合作，一方面有助于提高研发效率。另一方面，对先声人来说，更重要的是向合作伙伴和领先者学习，扩大视野，提升组织能力。

　　而真正帮助患者的研发才叫求索，我们在立项、研发、合作乃至商业推广的过程中，都将秉持这一理念。尽管创新药研发的道路上充满挑战，布满荆棘，但依然值得我们投身其中，乐此不疲。

创新药研发，我们在路上

唐任宏

从先声药业创立的那一天起，创新的理念就一直伴随着先声事业的发展。公司成立早期，在研发资源十分薄弱的情况下，积极推动合作研发的模式，于2000年在南京成立了新药研发中心。随着企业实力不断提升，又分别于2018年和2019年成立了上海创新中心和波士顿创新中心。作为中国医药创新的先行者，先声药业经过多年的艰苦奋斗和辛勤耕耘，实现了包括恩度、艾得辛、必存在内的多个创新药的成功上市，给广大的肿瘤、风湿、脑卒中患者带来了更好的药物。

近年来，随着行业内外的共同努力，中国医药领域的创新已上升到全球舞台，成为第三大创新来源。中国医药市场2012～2016年的年复合增长率达12.7%，预计未来五年间将保持7.5%的增速，总体高于全球增速，很多创新药在国外和国内批准的时间差被大大缩短。我们在欣喜地看到患者更早获得更好药物的同时，也认识到行业竞争的日趋激烈，我们和国内外的优秀药企本质上已经在同一个赛道上较量了。另一方面，医学的进步让我们乐观的预计：到2025年，疾病的分类可能被重新定义；到2035年，大部分癌症或许能被治愈；到2050年，人类的寿命或将大大延长。在这背后是一个巨大的"客户需求"——患者持续提高的对健康生活水平的追求。

我们身处一个"危"与"机"并存的时代，这要求我们切实以病人需求这个"机"为导向，同时发扬先声一直以来的奋斗精神，在行业竞争中保持领先。研发部门作为创新药业务的起点，坚持艰苦奋斗和以患者需求为导向就显得尤为重要。

领域与资源聚焦

经过多年的探索实践，公司逐步形成了肿瘤（包括细胞治疗）、中枢神经系统疾病与自身免疫性疾病三大治疗领域。三大治疗领域的选择不仅是因为先声在这些领域布局较早、已有业务相关性强，更主要的是由于这三个领域存在巨大未满足的临床需求。以肿瘤为例，尽管全球医药行业对肿瘤药物的研发投入逐年增加，但由于人类寿命延长、环境污染、不健康的生活方式等原因，肿瘤的发生率仍在不断增长。我国每65个人当中就有1名癌症患者，每年超过400万人被确诊为癌症，癌症新增和死亡患者占全球比例分别为21%和24%。上海创新中心自2018年3月正式成立以来，专注肿瘤和免疫领域，克服了起步阶段人才密度低、专业能力薄弱、基础建设任务重的困难，陆续吸引了超过20位工业界/学术界关键人才加盟，短时间内建立了较为完整的创新药临床前和临床研发体系。目前研发人员队伍迅速扩大，有效覆盖了临床研发所需的临床科学、药理、统计、运营、安全警戒以及临床前研发所需的大小分子发现、体外药理、转化科学和临床前开发等职能。

在强调研发人员必须科研能力突出的同时，我们也积极倡导研发立项的高标准。在研发组织内部的立项讨论会上，我们最先关注的是为什么要做这个项目（WHY），其次才是如何做（HOW）和能否做（CAPABILITY）。而这个WHY，即是未满足的临床需求。以此为基础，结合高中低相结合的风险偏好和追求差异化的临床定位，创新药早期项目的数量和质量均有大幅提高，研发人员有了使命感，凝聚力提升，心气也更足了。

每次进展一个脚印

我们高兴地看到，近年来在研发团队内部涌现出一批科研能力和奋斗精神兼备的研发人。

杂交瘤筛选平台已于2019年7月份启动建设，从平台负责人到一线员工，全身心投入攻关，成功建立了小鼠和大鼠杂交瘤平台，并开发了蛋白、细胞和DNA多种免疫方式，融合率和阳性率大大超过业界平均水平，更难能可贵的是，这些成果在短短两个月内就取得的。该平台目前承担的20个治疗性抗体项目和细胞治疗项目抗体开发工作正在有条不紊地全力推进，未来每年都会为先声临床管线提供多个候选分子。

人源化肿瘤免疫模型是肿瘤免疫治疗新药研发领域高端且不可或缺技术，CRO公司占据绝对领先。为尽快支持项目，团队短时间内克服多项技术难点，首次在先声内部成功建立技术平台，并利用平台完成3个模型阳性药和04分子测试，从中筛出1个敏感模型用于03、04、05项目评估。该平台成本费用约为CRO公司的1/3，项目耗费时间压缩了1/2，极大提升了项目推进速度和研发经费利用率。

有一个First-in-Class项目面临着生物学机制复杂、没有专利参考、筛选路径不清晰等一系列挑战，属于高难度项目。然而，项目组看中的是其独特机理，有可能给肿瘤患者带来新的治疗机会，边做项目边建平台以夯实科学基础，运用多个平台技术优化候选分子。由于有经验的人员比较短缺，为了推进项目进度，很多平台骨干都是超负荷运转。

新药开发路程漫长，为患者而奋斗的理念无疑是需要我们长期坚持。药物研发是一场为了患者治疗的需要而与时间赛跑的过程，同时也是在和众多同行的赛跑；在目前的市场环境下，也可以看作是一场生死存亡的"战争"。我们的研发能力和国际领先者还存在较大差距，能够利用的资源也相对有限，然而患者的需求是制药企业无差别的终点线，任何懈怠和畏难的思想都不适合我们的组织，任何短期突击而不坚持以患者为导向的行为都应该

被纠正。在创新药研发年会上，获得艾得辛帮助过的患者讲述了
用药前后生活的巨大改变，让研发人员很受触动，深刻意识到患
者和医生都在期待更多的"艾得辛"，相信这也是先声对广大患
者的郑重承诺。

创新药研发机会与挑战及
先声实现路径

王品

从"仿制为主"到"创新为重"，近年来，中国医药创新经历了从"寒冬入春"的转变。如何应对创新药研发的挑战，打造先声模式？作为首席科学官（CSO），我义不容辞。

为什么加入先声？

加入先声前我虽然有过创业经历，但此次却是从学术界到产业界的彻底转身。以前我曾是美国南加州大学免疫工程中心主任，也是美国国家卫生院评审委员，主攻靶向疫苗传递新型载体、新型肿瘤疫苗等领域。因为多年从事转化医学研究，我对中国创新药的产业化感受非常深刻，尤其是近几年，整个行业的发展可谓日新月异。

先声与TCRCure的合作，成为了我了解先声的开始。经过一段时期的合作，董事长以及先声的BD、临床团队给我留下了非常好的印象，我也感受到先声在项目引进上的决心。我被先声的产业化平台所吸引，觉得这里就是我挑战自己、跳出舒适圈而奋斗的最佳平台。

我眼中的先声，拥有一批志存高远、愿意奋斗的年轻人，并且非常尊重和信任科学家，这种氛围，对我来说很重要，我带着好奇走进先声，但现在更多的是激动和干劲。我希望自己能为先声的新药研发做出贡献，促进全球前沿生命科学成果在中国落地，造福更多患者。

从科学家到 CSO

要成为一名好的CSO，首先需要站在科学前沿，了解整个行业的最新发展。

作为一名管理者，我需要带领整个团队前进，我认为这些环节非常重要，缺一不可：确定目标（我要完成什么）、制定管理模式和机制（什么样的模式对先声更合适）、制定执行计划（具体工作的开展方式、参与者、负责人等细节）、做出负责任的基于公司整体和长期发展最有利的决定、开简短有效的会议、主动了解团队的思想情况、注重"我们"而不是"我"、注重机会优于问题。医药行业正在发生剧烈的变化，所有的药企都面临着挑战，此时，我们更要注重机会，在解决问题的基础上看到机会，才能增加价值。

来到先声后周围有许多人问我，任董给了你多大权力？我说，权力，取决于公司对你的信任。在我没有得到大家的信任之前，我不会过分地追求权力。我完全有自信，通过工作过程中的沟通、项目的发展，得到大家的信任，这就是我最大的权力。

如何面对创新药研发的挑战？

目前，创新药研发面临的挑战，主要包含以下几个方面。

一、靶点多，但有效靶点少或者不确定。2017年，肿瘤免疫有263个靶点，2019年增加到468个，达到78%的增长速度，但是TOP10并没有太大的变化，真正被验证有效的靶点还是那几个。

二、肿瘤特异的靶点较少。阿瓦斯汀、PD-1等都是间接通过机理来产生作用，但真正的肿瘤靶点非常少。

三、学术研究的不确定性。CD47通过阻断效应发挥疗效，但宣布这个抗体后，有的科学家对数据持怀疑态度，而随后进行的同样试验并没有得出令人满意的结果，更是证实了这种不确定性。

四、大型药企的研发效率呈下降趋势。2014年美国卖得最好的50个药品中，自己研发的只有4个。新药研发的效率一旦降下来，公司的商业模型就会受到很大的挑战。

与大型药企研发效率下降相比，一批小型科技公司的高效研发尤为突出，短短几年就呈现出了"星火燎原"之势，大笔资金投入，激发了这些"后起之秀"的创造性。而且，这些小公司大多不保守，愿意探索更广领域，勇于承受更大风险。这种精神，值得我们去学习，我们如何往前迈一步，去勇于面对更大的挑战和风险。

咨询公司指出，我们公司在2018～2028年期间应该有9个创新药上市，要实现这个目标，首先，短期内要把我们的研发投入占比提高到14%～20%；其次，要关注重点研发领域，除了内部筛选合适的靶点和分子，还要更加坚定和积极地引进外部资源，充实我们的管线。

研发不能简单的工业化，不能通过评分和自动化来驱动，工具也不能取代一流科学的思维，研发组织更不应过于庞大和复杂。成立一批小而聚焦的团队，由2～3名科学家带领，让学科带头人来鼓励和激发团队活力，同时，形成尊重科学的氛围，在此基础上，共同努力，一定能推出更多创新药，造福更多患者。

如何打造"先声模式"？

未来，先声要想走得更远，必须打造属于自己的"先声模式"。只有好的科学与好的"模式"相结合，才能提高新药研发的效率。这种模式体现在：扶持和鼓励创新，打造创新环境；避免过分监管；有耐心地对待创新，给研发一定时间来打造创新基础；科学和临床直觉不可取代，随着更多优秀科学家的加入，这将成为先声具备的能力之一；最后，还要保持开明的态度，敞开心扉接受新理念、学习新事物。

传统药企以追求成功为目的，为了一个新药上市，可以花很多时间在临床 Ⅱ/Ⅲ 期试验上。而对于先声人而言，我认为我们不只是追求成功，更要追求真理。例如，在产品早期研发的时候，就去确认它的安全问题、生物活性问题。2002年，礼来成立了Chorus部门，他们利用"精简概念验证试验（L2POC）"，列出了四项原则（①利用"杀手实验"尽早处理对不确定性影响最大的因素；②避免项目准备论证不充分强行上马；③在候选物关键风险解除前，限制并行进展；④扁平化的研发组织），以最低成本尽早发现最大潜在风险，值得我们借鉴。

对于未来先声创新药研发的机遇，我十分关注"细胞治疗"这个革命性的领域。通过细胞治疗，不仅仅能治疗，甚至有可能真正治愈患者。同时，细胞治疗工程改造也非常灵活方便，在肺癌模型、前列腺癌模型等案例中也可以看出，该领域的创新研发是迅速且有效的。此外，在T细胞靶向免疫调控剂、基因治疗、新抗原肿瘤疫苗、制剂平台等方面我们都有很大的机会和空间。

创新药研发之路还很漫长，幸运的是，我不是一个人在战斗。

艾得辛：12 年研发路，为患者献上"爱的心"

殷晓进

2011年8月15日，具有我国完全自主知识产权的抗风湿一类新药艾得辛——艾拉莫德片获得原国家食品药品监督管理总局颁发的新药证书和药品注册批件。此刻，距离最初的项目立项，已经过去了12年。

创新药的"从0到1"，堪称一项庞大的系统工程。艾得辛从临床前研究到申报注册，整个研发过程凝聚了由天津药物研究院和先声药业组成的、超过19个不同专业的技术团队、共计近150人的智慧和汗水。并且，艾拉莫德项目先后多次得到国家"863"计划、"十一五"和"十二五"国家科技重大专项的支持，为该项目的如期进展起到了极大的推进作用。

作为我国近20年来研发成功的第一个具有自主知识产权的口服抗类风湿关节炎新药艾得辛，在全球首家上市，标志着我国口服类风湿关节炎小分子治疗药物的研发已经达到了国际领先水平。

"一粒药"的重量

类风湿关节炎（RA）是一种常见的自身免疫性疾病，在中国发病率较高，被称为"行走的癌症"。据统计，全国约有超过500万的患者人群，而且疾病缓解得并不理想。患者的骨质受到破坏，会逐渐发展成关节畸形，从而丧失工作和生活自理能力，严重的会导致残疾。国内曾经就"肢体致残是由哪些疾病造成"做过一项调查，结果是：最高的为脑血管病，其次就是关节病，而对女性患者来说，关节病更是占据第一位。

常用的类风湿关节炎治疗药有两类：一类是非甾体抗炎药物，它们不能改变疾病的进程，且同时具有胃肠道不良反应和一定的肾毒性，不宜长期服用；另一类就是能缓解病情的药物（DMARDs），能有效阻止类风湿关节炎病情的发展，缓解临床症状。

北京大学临床免疫中心主任栗占国教授曾经在《中华医学杂志》写过一篇题目叫《RA高致残率和低认知度不能再忽视》的文章，呼吁全社会都来重视这一疾病。因为只有44%的患者得到了规范应用DMARDs的机会，而更多患者因为没有得到很好的治疗，或者根本就没有用过DMARDs药物，最后致残。

艾得辛作用机制新颖，在有效缓解类风湿关节炎病情和症状的同时，具有促进成骨细胞分化，阻止骨细胞流失、促进骨重建的特点；并具有安全性高、临床起效时间短的优势，适合于长期服用。

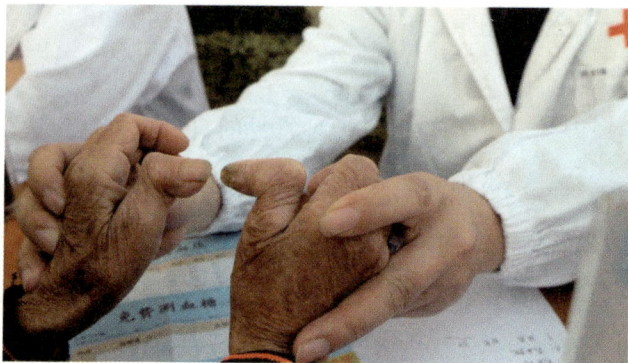

2019年8月27日，有权威平台发布了一段纪实的视频。视频中，重度类风湿关节炎患者王小雨（化名）倾诉了疾病为她带来的痛苦，长期生活不能自理，全靠父亲的照顾才能艰难前行。回忆起疾病带来的痛苦，她忍不住在镜头前失声痛哭。

视频的最后，王小雨终于露出了久违的笑容，她说："吃了这个药，对我的病情帮助非常大，我现在已经恢复了自主行为能力，这种欣喜的感受，只有经历过像我曾经的痛苦的人才能明白。"

她口中的药，就是先声药业于全球首家上市的艾得辛——艾拉莫德片，它帮助了许许多多的"王小雨"脱离病痛。

产学研合作，坚持高标准

1999年，天津药物研究院的科学家开始就艾拉莫德项目立项，进入早期开发。此刻，远在江苏南京的先声药业通过调研，也对此项目进行了一些临床前研究。当发现了彼此的"不约而同"后，双方决定联手，通过产学研合作的方式，共同推进这个创新药的研发。

2004年，项目在上海交通大学医学院附属仁济医院鲍春德教授的主持下，组织了Ⅱ期临床验证。2006年，开始开展全国12家医院的Ⅲ期临床验证，2008年年初组织新药申报，于2011年的8月份终于获得了国家药监局的批准，商品名确定为"艾得辛"。

当我们将12年的时间简单地归纳为几个时间节点时，一切都看起来很顺利，然而因为项目组对高标准的坚持，期间遇到的困难其实超乎想象。

大家都知道，为了证实一个药物的疗效，必须要设计一个非常科学的临床实验，要进行随机、双盲，特别是安慰剂对照实验。但在2004年，中国还没有类风湿关节炎的药物有类似的试验设计。当时负责临床试验项目的鲍春德教授坚持科学，为了证明艾得辛的有效性，设计了随机安慰剂对照双盲实验。这个方案最终获得了伦理委员会的审批，但是作为"第一个吃螃蟹"的项目，在全国筛选出的50多家医院中遭到了"冷遇"。出于对实验的担心，愿意合作的仅仅只有6家医院。

面对这样的情况，项目组并没有气馁，而是齐心协力，共度风雨。在所有人的努力下，Ⅱ期一共入组288例患者，而且结果证实这个药物确实是有效的，这给推进Ⅲ期临床实验增添了充足的信心。

不仅如此，在药物的生产环节，先声药业始终坚持高标准。原料生产按照欧盟GMP标准，原料质量按照国际通行的ICH标准，从而保证了单一杂质≤0.15%，总杂质≤0.5%。每一个优异的数据背后，都凝聚了参与艾拉莫德项目的先声人高标准的自律和日复一日的坚持。

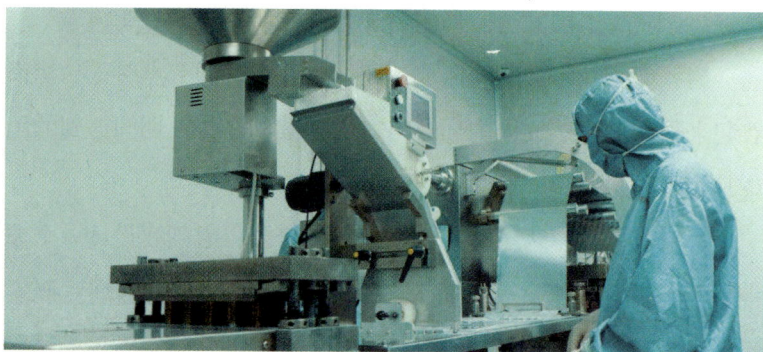

艾得辛的创新

创新，是企业发展的驱动力，更是药物研发的必经之路。

艾得辛的创新，除了研发，还体现在工艺开发、临床、生产等方面。首先，艾拉莫德项目团队创新研发出的独有的合成工艺，显著提高了收率，降低了杂质含量。我们重点解决了酰化、还原和环合等关键工艺过程收率低、后处理难的问题，并确保所采用的合成工艺、三废处理方案，全部符合现行环保的要求，工艺步骤也减少到7步。

　　我们在合成工艺上有四个方面的技术创新，具体包括：催化活化法创新、酰化水解反应工艺创新、纯化分离工艺创新和晶型研究创新。我们还对艾拉莫德合成工艺中的杂质谱（包括工艺杂质、降解杂质、基因毒杂质等）进行了系统的研究，分离鉴定了关键杂质，申请了发明专利并获得授权。我们按创新药要求制订了药品标准，并通过了中国食品药品检定研究院的国家药品标准审核。经过近几年工业化生产的159批次考察，合成工艺非常稳定。

　　第二个创新点是我们研究并确定了艾拉莫德的最佳晶型。用于制剂工业化生产，先后发现了艾拉莫德的5种晶型。通过药代动力学研究表明，这5种晶型虽均符合开发成制剂的要求，但经过深入的比较研究，最终选择了以乙腈和乙醇为溶媒得到的一种最佳晶型。该晶型不仅生物利用度高，稳定性好，而且适于制剂工业化生产。我们共申请了4个晶型发明专利，均获得了授权。

　　第三个创新点是制剂制备工艺技术的创新。艾拉莫德为水难溶性药物，且带有极强的静电，为了增强其溶解性，提高生物利用度，满足制剂成药性，我们独创了溶剂化胶体磨的微粒化生产工艺技术，克服了机械研磨或机械粉碎方法中原料聚集粉碎效率低、加工后微粉产生爆喷现象的局限，以及摩擦生热引起降解杂质增加的问题。在生产过程中，采用湿法微粉化—真空干燥—湿法制粒的独特工艺，制剂过程杂质没有增加；与原料相比，制剂的生物利用度提高了30%；原料粉碎后，粒度分布均匀，满足制剂工业化生产要求。该研究成果获得了制剂工艺相关的发明专利授权。

第四个创新点是我们通过艾拉莫德对骨细胞重建、阻断骨细胞流失等作用机制特点以及对艾拉莫德的作用机制深入研究，确证了艾拉莫德的临床作用特征及作用机制。

十二年磨一剑

"具有我国完全自主知识产权的抗风湿新药——艾得辛，今天获得国家食品药品监督管理局批准正式上市。临床研究表明，艾得辛可以明显改善类风湿关节炎患者症状，并减少致残率。"2011年8月20日，中央电视台"新闻联播"对艾得辛的全球首发上市进行了报道，在国家重大专项的支持下，中国人自主研发的抗类风湿创新药领先日本一年上市（日本卫材制药的艾拉莫德片KOLBET后于2012年8月获批上市）。

成立于1995年的先声药业，在艾得辛上市时刚刚年满"16岁"，而艾得辛的整个研发过程就用了12年。项目总监李小敏在新药上市庆祝会上几度哽咽，她的现场感悟表达了研发人员对于患者期待的心情："我在2000年加入先声后，就一直伴随着艾得辛项目共同成长，直到今天达到了共同愿望的实现。负责这个项目的时候，我的孩子刚刚出生，现在已经9岁了。我看着这个项目一点点长大，它就像我的另一个孩子一样，倾注了我的心血和情感。项目从最初的几个人，到后来的几十个人，最多的时候一百多人参与，真是感慨万千。很多人都说，我只做了一点事情，但是当所有人的力量汇聚在一起，当很多团队也共同参与进来，为了一件事一起努力，我们就有了今天的成功。"

作为艾得辛的共同研究方，天津药物研究院刘昌孝院士说："这是一个长时间的磨练过程，如果没有一定的精神和毅力，有可能我们在遇到困难时就随时倒下和退却了，特别对企业来说更是如此。"

先声药业董事长任晋生则和大家分享了"艾得辛"的由来，他说："在确定这个商品名的时候，我上网搜索了一下，'辛'有三种含义：首先是辛辣的意思，第二是辛苦和艰难，三是天干地支的第八。对我们来说，如果把'辛'改成'欢欣鼓舞'的'欣'，似乎并不准确。算上之前天津药物研究院研发的时间，艾得辛诞生的过程经历了整整12年。这个过程中有很多的心血、汗水和艰辛。所以，我们选择了'辛'，因为只有这个字才能够更准确地形容我们所经历的过程，也再次提醒了我们新药创新工作的漫长。"

科技重大专项，助力更快成长

艾得辛于2011年全球首发上市，填补了领域空白，一时间引发了行业震荡。艾得辛的成功开发，成为我国防治类风湿疾病科技攻关工作的重要里程碑。

2012年，为了让更多患者使用的安全性得到更好保障，我们在国家科技重大专项的支持下，启动了艾得辛的Ⅳ期临床研究。

由北京大学人民医院牵头，联合全国48家研究中心开展的一项大样本、长周期、多中心临床研究，进一步评价"艾得辛"片治疗活动性类风湿关节炎的安全性和有效性，为优化合理用药提供循证医学证据，并促进国产品牌药物的培育，为规范创新药物Ⅳ期临床研究积累了成功的经验。

在重大专项的支持下，项目组3年内共完成近2000例病例的研究，研究结果表明艾得辛片起效快、疗效确切、安全性良好、单药及联合用药治疗类风湿关节炎（RA）均有效。

除此以外，重大专项还对先声药业自主创新能力与竞争力的提升，以及研发与产业化技术链的构建起了巨大的推动作用。通过专项的实施，先声药业在组织架构优化与人才引进、设施场地与配套环境建设、研发资金投入、关键技术开发、项目绩效考核与激励机制建立和利用专项资源开展产学研合作等方面都有了长足的进步。

基于先声药业在类风湿关节炎领域的经验，2013年先声药业联手百时美施贵宝在中国开发治疗类风湿关节炎的生物制剂阿巴西普的皮下注射剂，为国内类风湿关节炎患者带来更多优质产品。

继续前行，为了患者的期待

2013年，在《Nature》杂志发表的权威综述中有如下表述："本品（艾得辛）的重要作用机制为替代已有疗法做出贡献。"2014年，艾得辛片研发成果获得了海南省科技进步一等奖和中国专利优秀奖。

为了适应艾得辛今后更长周期的使用，项目组还设计了一年观察期的长周期临床实验，入组900例患者，对它的新适应证进行深入探索，包括深入探索艾得辛与其他产品联合用药对患者带来的益处。所有研究都只有一个目的，就是为了保证患者的病情得到最大程度的缓解。

为了让世界上更多的患者获益，项目团队还组织了大量的新药学术推广会议，将研究成果在欧洲抗风湿病联盟大会、亚太地区抗风湿病联盟大会、美国风湿病年会、中华医学会全国风湿病学学术会议上进行分享，在风湿免疫学领域产生了重大的影响。

由于我国临床专家的积极推广应用，艾得辛获得了风湿免疫临床界的权威认可，进入2014年《日本RA诊疗指南》、2015年《亚太风湿RA治疗指南》和2017年《临床RA诊疗路径》。

迄今为止，全国已有31个省（直辖市）、自治区超过2000家综合医院、专科医院使用艾得辛为60多万类风湿关节炎患者提供治疗。2017年2月，艾得辛进入国家医保目录，更多患者因此而受益。

因为相信，所以看见

钱海波

"让患者早日用上更有效药物"，这是每位先声人都知道的企业使命。我的理解是尽快推出几款真正的革命性创新药物和高端仿制药大品种，以此解决患者巨大的、未被满足的临床需求，这才是我们追求的愿景，才是企业使命的最好写照。

未来五年，是中国医药市场将要发生裂变的时代，我们都将亲历其中。无论从中国医药市场的内生规律，还是外部环境的变化，加之各种政策频出的叠加影响，都标志着2020年的确可能是"最坏的一年"，而对某些企业而言，可能又是"最好的一年"。一切才刚刚开始，一个强制洗牌的五年已经悄然到来，甚至我们很快就可以见证，过去那些所谓"大象级"企业的倒下。我们就在他们身旁，在倒塌的轰鸣声中。有些现在看来可能还并不起眼，但拥有全新机制的创新型企业将快速崛起，速度可能会超乎想象。窗口期会很短，我们需要尽快布局。

众所周知，决定一家药企实力的是他们的创新能力，最直接的呈现结果就是管线与批件。但创新药巨大的风险、高额的投入、漫长的研发周期，决定了这是"少数者的游戏"。于是，通过BD来达成合作就成了一个双赢的结果，而对先声来说，BD也是我们的核心能力之一。

聚焦于产品的并购

成立于1995年的先声药业，早期曾经因为数起成功并购而引发行业的关注。我们从未"为了并购而并购"，而是有自己的判断逻辑。

当一家企业进入视野，我们首先要考虑被并购企业是否有相关具有领先地位且较成熟的产品或在研产品，具体包括产品的专利、知识产权以及在研品种将来上市的可能性等多个方面。其次是评估被并购企业对关键技术的掌握程度，掌握关键技术在一定程度上决定了企业能否居于行业领先地位。第三则是对被并购企业人才团队的评估，包括领军人才和各个层面把关的人才。

如果这家企业在这三个方面都不错，就可以基本判断为不错的并购标的，有助于企业顺利进入新领域。基于这样的考虑，我们多次成功运用并购策略，成为中国医药行业业绩增长最快的企业之一，并成为促进行业整合的典范。

2006年9月，先声药业以2.1亿元并购山东麦得津，从而获得全球第一个重组人血管内皮抑制素注射液恩度，创造了当时最高金额的单产品并购记录，由此，先声进入了抗癌药领域。

2007年，先声并购南京东捷药业。此项并购完成后，我们拥有了奈达铂市场领先的捷佰舒的生产和销售权，从而进一步丰富了公司在抗肿瘤治疗领域的产品组合，也获得了符合GMP标准的专业抗肿瘤化疗药生产线。除此以外，我们还将东捷药业的抗癌药研发力量与恩度的后续研发团队相结合，开展除现有的与长春瑞滨加顺铂（NP）方案联合以外，恩度与捷佰舒等多个化疗药品联合使用治疗癌症的研究工作。同时，先声药业还充分利用恩度现有的营销资源和网络，有效扩大了捷佰舒在全国的覆盖。

2008年4月18日，先声宣布收购芜湖中人药业股权。其新药产品中人氟安（商品名）为国内外独家、首批上市的缓释氟尿嘧啶植入剂，主要用于治疗消化道癌症，特别适合术中治疗，在国内目前尚无同类产品。这次并购进一步丰富了先声药业的抗肿瘤产品组合，使得先声药业的产品能够更好地为患者服务。

回顾这三宗并购，都拥有一个共同的特点——他们所拥有的产品都是中国首上市的品牌非专利药和创新药物。当时公司有三大企业战略："资源聚焦于有巨大市场潜力的首入中国市场非专利药或创新药；通过增加投入和拓展众多的合作机会来提升我们的科研能力；通过以产品为导向的收购和领先的市场开发能力来完成规模的进一步扩大。"我们的一系列并购行为，其实就是对第三条战略的最好诠释。

当国际合作成为趋势

随着国内医药行业的快速发展，我们发现已经很难如早期那样找到让人眼前一亮的并购标的，偶尔有合适的，也被众多同行共同看中，并购投入巨大。我们开始将目光投向国际，寻求更多的合作机会。

近年来，我们与百时美施贵宝、安进、第一三共等跨国制药公司开展一系列战略合作，致力于让中国患者早日用上更有效药物。

在生物药研发方面，2017年先声药业与美国安进结成生物类似药战略联盟，在中国共同研究开发和商业化贝伐珠单抗等多个高品质生物类似药。2018年，先声与全球领先的双抗技术平台公司Merus达成战略合作，共同研发系列双抗产品。先声具有全球知识产权的一类生物新药BD0801已获得初步疗效和安全性结果，提示优于贝伐珠单抗，即将进入Ⅱ/Ⅲ期临床研究。先声与美国G1 therapeutics达成协议，获得一个抗癌新药在研项目在中国所有适应证的开发和商业化权益。该项目已被美国食品药品监督管理局（FDA）认定为突破性疗法，进入优先审评，而在中国也有望于2021年3季度启动临床。

随着先声国际合作的拓展，我们坚持创新在哪里、合作到哪里，人才在哪里、触角到哪里。不仅学习追随科技趋势，还努力让自己成为趋势的一部分。在不断学习国际先进行业经验的时候，我们发现其实很多大型跨国公司的创新产品，早期均来源于小公司或科学家团队，通过合作、授权等方式引进。我们开始思考是否也可以尝试更广泛、更开放地接触和吸纳外面的项目和研发团队。

过去四年，我们参与了全球8个生命科学领域的风险投资基金，以一带十的放大效应开拓了我们视野，让我们有能力在全球范围内快速捕捉创新项目和市场机会。参与投资的两家总部在波士顿和牛津的高科技公司连续两年被《MIT科技评论》评选为全球最聪明的公司，另有两家成为欧洲生命科技领域的独角兽公司。目前，我们正与他们洽谈在中国的商业化合作，将这些创新疗法引入中国，并抢先开始在细胞治疗领域进行战略布局。

全新的起点，我们要做到"三要、三不要"。

25岁的先声，已经站在了一个全新的起点，我们的BD队伍分布全球各地，每天都在寻找更好的机会，而公司也对我们给予厚望。为此，我们要做到"三要、三不要"。

一、要尽快组建一支高效团队。我们需要3～5个能力互补、特别能战斗的奋斗者，机会既提供给内部优秀骨干，也面向外部引进高端人才。只有凝聚更多"杰出的奋斗者"，才有可能做成"杰出的事"。

二、要建立先进的管理机制。建议公司采取类似"产业基金合伙人"的机制来管理这支战略作战部队，包括基本薪酬、费率、奖励政策等一系列管理机制。我们正在研究比较行业内的先进公司和产业基金的管理制度，以此为我们提供借鉴。

　　三、要开展广泛的对外合作。无论是情报信息，还是调研评估，绝对不能闭门造车，需要开展内外部的广泛合作，整合内外部优质资源。在项目的筛选及评估上，我们将与拥有丰富资源及行业洞见的国际一流咨询机构及业内顶尖投行、产业引导基金等开展深度战略合作，甚至包括一些政府部门和行业协会也将会成为我们的合作对象。根据项目推进需要，在条件允许时，不排除适时通过合作成立专项产业并购基金，并通过杠杆操作来撬动一些体量较大的项目。

　　而"三不要"，则是：

　　一、不要孤军作战，单打独斗。只有不断提高团队的内外部资源整合协作能力，才能做好大项目。并购是公司整体实力的对外体现，是"大军团"作战，绝对不是"部门几个人"的事。心态不能封闭，团队要拥有更加开放包容的胸怀，才能更好地协调公司内外部资源。特别是在内部快速组成高效项目团队，是攻下山头前提条件，而要协调好此事，必须有配套的管理机制跟上，包括参与项目组的非BD成员，他们的贡献如何体现在考核激励中，这些都需要通过制度化的方式来安排。

　　二、不要只管"投"不管"整"。一个好项目的真正成功，项目签约只是开始，后期的整合好坏更为关键，新业务能否与现有业务真正产生协同效应，新团队能否与现有团队在文化上更快融合，都是富有挑战性的工作。历史上许多成功与失败的案例无不反复写下注解。我们将在总结过去经验教训的基础上，分配一定的精力来参与项目的后期整合。

三、不要用过去的经验指导未来的工作。未来将要发生的变化，无论从深度还是广度，都将会远远超出既往认知范围，经验的"保质期"越来越短，我们前进的阻力可能正是我们自身既往的所谓"成功经验"。我们必须要离开舒适区，重新升级我们的认知系统和思维软件，要敞开胸怀去拥抱新知识、新事物，唯有如此才能突破瓶颈。

最后，用《这就是OKR》中米勒迪·霍布森的一句话与大家共勉："最大的风险是什么也不做。"我们坚信未来会更好，因为相信，所以看见！

制药业务的国际化之路

史瑞文

德鲁克在《管理：使命、责任、实践》一书中论述了战略规划对企业发展的重要性，并指出战略规划应从三个问题出发："我们的事业是什么？""我们的事业将是什么？""我们的事业应该是什么？"

未来的先声应该是什么？在过去的近20年里，中国药企从起初的出口原料药及医药中间体，到出口高端优质制剂，再到近些年的全方位多层次参与全球医药产业竞争与合作，国际化已是大势所趋。

先声在国际化方面也早有布局，在美国和欧洲分别设立了研发和商务拓展团队。在2020年3月11日召开的在研管线战略梳理会上，董事长再次强调了先声国际化的重要性，并指示应在中外双报的立项、研发、团队建设、国际市场的拓展等方面继续加大投入。

制药系统如何助力先声的国际化？个人认为应着眼未来10年，从以下两个方面进行战略规划：①生产设施和质量体系与国际标准接轨；②国际立项、注册、销售的团队和能力建设。

生产设施和质量体系与国际接轨

先声东元（现已更名为"先声药业"）的设施和质量体系已于2020年1月零缺陷通过FDA现场检查，在先声国际化的征程中迈出了坚实的一步。

早在2016年，集团就做出了规划，确定以东元工厂搬迁为契机，对其生产设施和质量体系进行升级，逐步实现国际化的战略目标，并确定以固体制剂瑞舒伐他汀钙片作为先声的首个ANDA项目。

2016年6月，项目组提交预算申请并获批准。同年7月，东元与美国方达实验室签订工艺开发合作协议，瑞舒伐他汀钙片ANDA项目（以下简称瑞舒ANDA项目）正式启动。随即，依据FDA法规要求，升级设备设施URS、优化设计方案、调整设备采购计划等硬件升级相关工作紧张有序开展。

2017年初，先声与咨询顾问公司签订合同，开始了质量体系的差距分析。一份长达89页的cGMP质量体系差距分析报告让项目组成员意识到了任务的艰巨性。但项目组并没有被困难吓倒，时任普固车间主任的徐明经理说："我们像婴儿蹒跚学步那样，寻找各类可用资源，从起草中英双语SOP和批记录，到计算机化系统验证，一步一个脚印，持续升级优化。"

2018年，我们又启动了塞来昔布胶囊ANDA项目，并同时启动了GMP六大系统的自查、整改以及外部模拟审计等一系列的准备工作。2019年7月30日，ANDA申报资料顺利递交至美国FDA审评中心。"我们要饱和攻击，全力以赴，力争零缺陷通过FDA现场检查"，时任制药系统分管副总裁程向华对项目组提出要求。为了冲刺零缺陷的目标，我们聘请了外部顾问对东元六大系统的薄弱环节进行了专项GMP检查，并完成了两次模拟检查和海南实验室的FDA延伸检查。2019年12月30日东元接到了美国FDA现场检查的正式通知，全员马上进入了日夜备战状态，制定了详尽的迎检方案。2020年1月13日东元迎来了为期5天的FDA现场检查，在整个检查过程中，各个迎检分队使出了全部智慧，通力合作，把每一项工作都做到了极致，最后以零缺陷交上了一份完美的答卷。

FDA现场检查的结果虽然令人欣喜，但先声的国际化才刚刚起步，未来还有很长的路要走。制药系统的生产设施和质量管理体系从总体上讲，距离国际先进水平还有较大的差距。需要我们对标全球领先的制药企业，持续不断地去完善、去提升。

制药系统未来生产线将按照药品的类型来布局。普通固体生产线东元和海南都具备；非细胞毒、细胞毒高活性抗肿瘤固体和冻干粉针生产线，以及小分子无菌粉针生产线和终端灭菌的水针线将集中在东元；普通类小分子无菌粉针生产线和非终端灭菌的水针线和冻干粉针线建在海南。厂房、车间以及公用工程设施的建设将遵循非交叉模块式设计和布局，以便承接不同类型、不同规模的国际化项目。模块化的设计将使设施更灵活，适应性更强，以免造成"牵一发而动全身"的局面。未来制药系统的厂房设施将全部按照欧美日GMP标准建设。对于已有设施，已会同cGMP专家就东元的大部分车间以及海南的原料药车间做了差距分析。2020年的国际化目标是东元启动一个欧美认证项目、海南启动一个日本认证项目。

国际立项、注册、销售的团队和能力建设

生产线的建设和质量体系的国际化升级，是先声的"硬实力"，立项和产品开发，国际注册和销售，是先声的"软实力"。先声国际化之路需要同时提升"硬实力"和"软实力"。

从宏观角度，中国是世界上最大的原料药出口国家，依靠成本优势在仿制药原料药市场中占有重要地位。2019年中国原料药全球市场出口总额为336.8亿美金，品种主要集中在维生素类、抗生素类、解热镇痛类等。大产能、低生产成本成为企业竞争力的核心要素，但近5年来，我国原料药出口均价累计下跌了13%。2019年，制剂出口总额为41.8亿美元，同比增长18.6%。相比原料药出口，制剂出口未来增长空间更加广阔，附加值更高，并且污染更少，符合中国医药工业向高端制造转型的方向。先声是一家以制剂销售为主的药企，制剂国际化与现有的能力更

加匹配。

　　制剂出口放量要有战略耐性，中国医药企业经过长期耕耘，也涌现了一批各具特色的企业。认真研究出口头部企业的国际化经验，将有助于先声找出一条适合自己的国际化之路。华海药业以原料药起家，2003年就将"国际化"定为战略目标，并于2008年将战略调整为向制剂出口转型。凭借其"百亿级"口服固体制剂产能和原料药成本优势，在美国市场上杀出了一条血路，并获得了大量ANDA文号。2011年，华海开始在美国自建销售渠道，搭建制剂出口平台，在国际市场做大做强。2017年，凭借国内"共线申报优先审评"的东风，华海大量ANDA文号转报国内，成为了"4+7"的赢家。恒瑞医药在2003年以前主要以仿制药为主，2005年第一次提出以科技创新为核心，进一步实施国际化的战略，在2009年正式确定了"科技创新"和"国际化"两大战略，并坚持至今。十年磨一剑，恒瑞的潜心布局和战略定力，换来了制剂国外出口的"开花结果"。2014年，环磷酰胺开始在美国出口，通过与Sandoz合作，利用其在美国的销售渠道，与百特展开竞争，迅速抢占市场份额。2015年恒瑞医药出口迎来了爆发式增长，出口业务营收为3.56亿元，同比增长592.55%，整体毛利率达到87.41%。2015～2017年，随着多个制剂产品在国外相继获批，恒瑞出口业务高速增长。恒瑞的国际化之路，充分结合了自己在抗肿瘤、麻醉剂、造影剂和心血管等领域的优势，并主要集中在工艺复杂的高端注射剂，这也得益于其构建的强大国际研发体系。"内外兼修，相互借力"，恒瑞在欧美日高端市场销售的产品，提升了其在国内市场的美誉度和质量层次，带动了国内销售，同时国内产品的销售摊薄了研发的成本，可谓相辅相成。另外还有一些其他制药企业国际化经验可供借鉴，比如：四川汇宇，通过引进英国MA，快速通过欧盟GMP认证，并在欧洲市场销售；南通联亚，以口服激素类及缓控释制剂等为切入点，挺进美国市场，赢得差异化竞争；人福医药在麻醉药品、中枢神经系统用药特种经营方面独具优势，使其在市场竞争中脱颖而出；复星医药，开启海外投资收购之旅，通过资本的助推，快速构建自身实力，走上了国际化的快车道等等。

先声国际化起点可以溯洄到2010年，蒙脱石制剂和原料药同时通过欧盟GMP。2017年，制药业务开始逐步引进具有国际注册、研发和销售经验的人才，开始中美双报项目立项、原料药和制剂产品国际市场开拓等。现在国际注册、原料药和制剂国际销售共有12人，主要负责塞来昔布胶囊、富马酸替诺福韦艾拉酚胺片两个中美双报项目的管理，以及蒙脱石原料药和制剂、依达拉奉原料药和制剂、比阿培南制剂、艾拉莫德原料药等已上市产品的国际注册和销售。先声原有国际市场的销售主要还是依靠蒙脱石等原料药的出口。2019年末，先声国际出口迎来转机，在国际销售团队的努力下，必奇-蒙脱石散被纳入法国医保报销目录，有望在2020年单品种制剂出口突破3000万元人民币的销售额。我们将加强针对美欧日等主要市场的立项、产品研发和国际业务团队的建设，在人力方面，积极推动人员多元化，引入国际化人才。

　　未来全球仿制药将是一片红海，国际化立项，需要选好赛道。在国际仿制药市场，普通仿制药将面临价格下降以及动辄十几家厂家竞争的局面。先声的国际化项目将聚焦高壁垒注射剂和505（b）（2），并会注重投资并购，引进国外文号，借助外力实现弯道超车。注射剂品种具有GMP要求高、无菌保障难度高、工艺复杂等一系列特点，铸造制剂壁垒。美国FDA每年会发布市场紧缺品种目录，其中注射剂品种短缺平均每年占比为55.4%，重点急缺药物的领域为抗菌、化疗药、心血管、中枢神经和眼科。其中抗菌领域注射剂短缺占比为61.3%，化疗药物注射剂短缺占比为89.5%。盘点国内拥有美国注射剂ANDA能力的企业只有十几家，其中只有5～6家具有持续供货能力。先声拥有国内比较全面的注射剂生产线，包括小水针、西林瓶终端灭菌、抗肿瘤粉针线、普通粉针线，这与美国市场对注射剂产品的需求相互契合。505（b）（2）是介于创新药NDA和仿制药ANDA之间的一种申报和研发路径，被称为改良型新药。它主要是利用原研新药在上市开放过程中没有充分药物化的特性，通过改剂型、形成新的复方、拓展适应证等手段，满足临床需求。它可以引用已经上市产品的临床数据，根据产品特点，可以不必做临床实验或者仅用简化的临床去证明安全性和有效性，并获得批准。这将大幅地提高药品上市的成功率，减少研发费用，缩短研发时间，并且可以

获得3~5年的市场独占期。美国新药市场独占期为5年，ANDA
首仿市场独占期为0.6年，而505（b）（2）不亚于一个新药，因
此成为众多仿制药企业研发的重点。2019年数据统计，美国505
（b）（2）获批数量占比NDA为56%（64个），505（b）（1）占
NDA为38%（43个），获批数量超过新药。先声未来立项及研发
资源将向505（b）（2）倾斜。505（b）（2）的本质是创新能力，
来源是临床医生或患者未满足的用药需求。要深入一线，拉进和
一线医生及患者之间的距离，洞察他们的需求，加强和外部交
流。许多创新药的上市是赶时间、赶进度，并不完美，我们要花
更多时间去寻找505（b）（2）机会，坚定地寻找有价值的项目。
创新药和505（b）（2）的研发与营销是综合性的，创新还在于组
织结构和企业文化的创新，要敢于跨界，有更多的互动。要有跨
界的专职队伍和兼职队伍，包括纳入一线营销人员、医生，鼓励
"90后"多参与，进一步开阔视野，专攻立项。

在国际化产品立项研发的同时，快速推进国际化注册和销
售，根据不同的国际市场，制定差异化的市场策略。美国药品
销售市场主要被前三大批发商垄断，占据85%的市场份额，另外
10%的市场份额被药品集中采购组织（GPO）占据，剩余的5%则
是被其他分销商占据。以先声现有品种，可分阶段采用更加积极
主动的营销模式，提高利润率和市场影响力。对于欧洲市场，采
用MA引进和自研自主申报相结合的策略，重点布局急缺产品，
加快拓展欧洲产品线。欧洲是一个多国家的统一市场，可采用集

中程序和分散程序申报，但是不同国家销售特点又略有不同。英国主要是批发商分销，占据60%市场份额，另外30%主要是政府招标采购，剩余10%为私人市场。法国主要通过政府集中采购，其中5大分销商占据了将近90%的市场份额。德国市场则主要是与保险公司进行谈判，其中AOK、TK、BKK等主导药品采购、招标市场占90%。欧洲市场，应依靠特色产品，并且借助成本及产能优势，快速切入市场。日本是除了美国、欧洲和中国之外的第四大医药市场，是一个品牌药占主导的国家，2019年仿制药处方量占据80%，但是销售额只占据16%。日本倡导本土制药产业的保护政策，历史上经历了3次大规模的药品再评价，仿制药的产能相对过剩，国外仿制药想要进入日本市场较难。日本国内环保政策要求日趋严格，对于原料药的需求比较大。先声可根据产品特点，有选择性地考虑日本市场。与日本制药公司中国业务的合作是一个可行思路，包括并购、合资公司等形式（日本排名第6～10位合作机会更大）。也可以寻求欧美公司在中国业务的合作机会。在新兴市场，将利用规范市场的高端注册迅速转注册，实现先声产品覆盖全球主要市场的目标。国际化是先声的重要战略，任重而道远，我们将加强立项、产品研发和国际业务团队的建设，积极推动人员多元化，引入国际化的人才。十年内，争取把先声的国际业务扩展到占据公司业务总量的30%。

　　正如Carter Roberts所言："如果你想获得巨大成功，建立一个符合大趋势的业务。"

站在下一个黄金十年的新起点

鲍军

先声成立25周年，是企业黄金发展期的一个重要节点。这一年我们收获了一个新药的上市和多个联合研发的进展。有同事说，我们的发展速度在加快。的确，"快"是这个行业的基本要素。

新版《药品注册管理办法》于2020年7月1日开始执行，《基本医疗保险用药管理暂行办法》也于2020年9月1日起施行，两法新出，必将对行业产生再一次的深远影响，而上一次影响行业的时间点是2015年7月22日——《药物临床试验数据核查公告》发布。

2019年11月《Nature Biotechnology》发表评论员文章《创新国度》，将注册审评和医保支付的制度变革作为顶层驱动因素，定义为这场中国创新盛宴的发动机。随后，更热的资本，更强的海归，更多的试验，更快的准入，将完成行业提速的闭环。这五年，中国创新药的数量呈加速度增长态势。

百济神州原研的BTK抑制剂在美国应声落地的那一刻，成就了中国医药人又一个高光时刻。这五年，成就了诸多研发背景的医药人的归国梦想和原始积累，也对传统制药公司带来了巨大影响。

先声的上一个十年，也许用四句话可以来概括：完成创新为主导的制药公司的转身与积累；逐步聚焦三大治疗领域的药物研究和联合开发；培养了一批具有先声特色的职业经理人；验证了以奋斗者为本，客户第一的企业核心价值观。

下一个黄金十年，在治疗价值不断起到"贯穿效应"的中国医药市场，我们需要坚定地以患者为中心，继续夯实以独家、专利产品为基础的三大领域业务，努力开发具有明显临床优势的创新药物，同时形成具备先声特色的稳健、专业、制度化高效组织。

践行"以患者为中心"

医疗本身的价值是治病救人。作为制药企业，当开始认真思考这个问题的时候，而大型跨国药企已经想了几十年。以患者为中心，寻找未满足度高的领域，为医生带来更优的治疗选择，这其中包括了药物的有效性、安全性、顺应性、可及性。从这些角度来启发思考而衍生出的研发，一方面会大幅度地减少最终的商业化应用风险，另一方面也符合药品注册和医保有关满足患者需要的要求。这是一种行业选择，亦是一种基础共识。

我们曾经在市场上见到无数的爆发性垄断产品，要么已经倒在了前进的路上，要么在不断调整的政策下势弱，倒下只是时间问题。据官方统计，中国诸多重复性的仿制药企以每半年几百家的速度在崩解，过多陈旧的工厂低价待售。只有对患者真正有价值的企业才有未来，这是行业不可逆转的趋势。

理解了这一点，我们便需要建立一套敏锐、科学、可靠的临床与药物研发转化体系，为科学家提供可实施的立项基础和依据。举个例子，脑卒中抢救争分夺秒，目前该疾病治疗领域除一二级预防、血栓再通之外，尚无真正能够在急性期支撑医师来对患者进行急救的药物。我们管线中的依达拉奉右莰醇舌下片可以在未诊断时、救护车上给予病人缓解缺血损伤，入院确认缺血性卒中后，可考虑时间窗内使用依达拉奉右莰醇注射用浓溶液进行系统治疗，若出现大面积脑梗死、不开颅的情形，可及时考虑水通道蛋白靶点的产品进行颅内压缓解。围绕急性期脑卒中，我们可以为医者提供一整套行之有效、具备循证证据的治疗方案，挽救患者的生命。如果再向两翼延伸，应考虑在二级预防诸如口服抗凝、新型抗血小板聚集，在康复期肢体恢复，诸如促智、感情障碍等方面，进行深度跟踪研发，真正形成单病种全病程的纵向方案，从而形成在脑卒中治疗领域的品牌矩阵优势。

以患者为中心，不能只是看国外公司做什么靶点，II 期临床数据如何。需求在哪里，我们就应该把项目的触角伸到哪里。解决了医患的痛点，其他价值就会随之而来。

以独家、专利产品为基础的三大治疗领域

时间不等人，青春有期限，所以我们要集中精力办成一两件大事。

先声的过往产品就是这样聚焦的，我们的药物在三大领域治疗哪种疾病、药物的作用机制如何，都可以用一句话说清楚。这也是我过往十多年面对很多顶级临床专家、院长时常说的。因为聚焦，我们拥有了三大领域内不离不弃的伙伴型客户；因为聚焦，我们没有真正的遭遇过不可抵挡的大风浪。

肿瘤是不可忽视的热点，神经性疾病是第一大病种且治疗需求高度未满足，在自身免疫病方面我们已占据先发之势，未来或有机会冲上潮头。我们选定的三大领域也正处于高速发展，且转化成就不断。为保持品牌调性，在未来十年内，我们必须秉持独家、专利的项目，这是创立之初差异化战略的内核。这里，不能光聚焦人们的目光，也非常需要聚焦更多的资源、力量，来推动这三个领域产品群的不断丰满。

拒绝诱惑就是战略坚持的前提，而坚持差异化的产品阵列是基业长青的根本。

要开发具备明显临床优势的产品

从福建省2019年12月药品阳光采购排名，即可以看出未来中

国药品应用趋势。

也许今天，一些制药企业还能通过各种努力把没有疗效优势的药物保留在市场上，但未来，这种产品的生存空间会越来越窄。到2025年，即今天我们的在研药物上市的那一刻，必然是有多大的疗效就有多大市场。我们必须清楚看到在拥挤的跟仿背后，如果自己没有真实的优势，就离惨遭市场弱势淘汰之局面不远了。在苹果产品不再因品牌光环而受到粉丝追捧购买的背后，则是被一直坚持客户至上和已经累积了诸多体验优势的华为等品牌所取代。

基于此，我们特别需要在产品早期设计、转化医学、分子结构设计、临床前药理、临床科学等方面不断吸引行业优质人才，完成由优势构思到优势特点的高效转化。恒瑞的国产吡咯替尼在几项数据上已横向超越辉瑞的帕博西尼，是否有一天我们也能做到这样骄傲地发布自己的产品？期待我们的研发同仁能够合力创造先声的突破。

稳健、专业、制度化的高效组织

稳健是一种行事风格，专业是职业素养的体现，制度化是公司走向百亿规模的必经之路。高效则是在前三者的基础上，形成的速度与成功率。先声兼容并包的企业基因，赋予了我们走这条道路的成功率。虽然途中难免遭遇坎坷，但这条路一定要坚定地走下去，不容置疑。

当下创新药行业的竞争，已经完全脱离开一个现象背后某个人或某个功能的竞争，而成为一个创新药从源头创新到商业化实施的全链条竞争。

这对于组织的能力，而非个人的能力，要求极高。

而针对创新药公司，具体的组织能力可以详细解释为：深入洞察，循序变革，注意传承，即为稳健；不断钻研，吸收转化，熟练运用，称为专业；全面设计，刚性执行，灰度不常用，仅存于边界外，是为制度；呼之即来，来之则战，战之能胜，可以叫高效组织。用先声包容的基因作为纽带，串联协作，沉淀特色的奋斗文化，凝神聚力，未来可期。

显然，我们是"牌桌"上已经坐下来的玩家，后面的"牌局"越发激烈，"筹码"大，风险大，发展也大。不过游戏如果不刺激，那还有什么意思呢？25岁的先声已经完全具备成长为国内领先创新药企业的特质，我们只需继续努力，锻造组织。

麦肯锡推荐先声集团成立战略发展部后，这个部门一直在围绕集团最核心、最重要的战略选择进行反复思考与推演。价值驱动、多维共商、执行与回顾，是我们的日常工作。我们希望携手集团内外，不断为患者、医者、同事，带来诸如KNO35、SIM-295等，市场上强有力的产品和方案。

中国已经成为世界第二大药品市场，2019年，阿斯利康中国的业绩已经占据该公司全球业务的21%，从这个数据的侧面说明

单位：10亿美元

数据来源：IQVIA Market Prognosis, Sep 2018; IQVIA Institute, Dec 2018

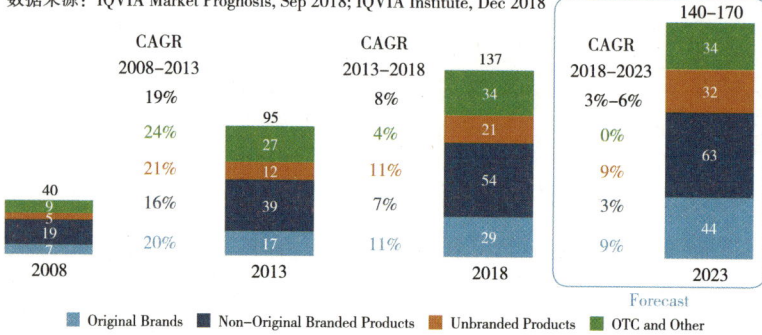

IQVIA中国市场2023年预测

了中国市场的巨大潜力。

　　作为深耕三大领域25年的制药公司，先声站在下一个黄金十年的新起点上，我们不断明确了集团的战略共识，"让患者早日用上更有效药物"的使命已深入人心。我们需要进一步在集团内外，与患者、医者、同事一起，形成可执行、可响应的战略共鸣，锻造具备临床治疗优势的产品阵列，为患者带来缓解病痛乃至可能治愈的治疗方案，将品牌价值与患者的期待、奋斗者的努力形成持久的共振。

第三章 ▶ 成长篇：在组织发展中成长

Chapter 03

　　本·霍洛维茨在《创业维艰》里提到："我们要依次管理好人、产品、利润。"这个"依次"是有重要性排序的，人排在第一位。聚焦组织的增长不能仅仅理解为销售增长、在研项目数的增长，而是应该关注到驱动这些增长的是人力资源的增长。人力资源的增长又包括人数、个人能力、组织能力的增长。

　　华为任正非提出"方向大致正确，组织充满活力"，中欧杨国安教授认为企业的成功=战略×组织能力。组织发展，员工成长，是我们努力追求业务增长、持续管理优化的方向和目标。只有组织发展，员工才能成长；也只有员工成长，组织才能发展。

聚焦增长，激活组织

任晋生

2019 年 7 月 22 日于中期会

先声的未来十年是战略升级的十年

最近一段时间以来，国家连续出台了一致性评价、"4+7"招标采购、重点监控目录等政策，这是我们所有医药人都要面对的外部环境。很多人都在说经济形势不容乐观，信心指数有所下跌，但是我们也要看到，从行业角度来说，药品需求依然旺盛，国家持续推动审评审批制度改革，创新药研发成为热点，这些都牵引着越来越多的资金和专家、人才投入到这个行业，整体发展势头有增无减。

面对这些变化，我有如下的几个基本判断：一是仿制药接轨美欧日提速，竞争激烈的品种降价幅度显著增长，未来会有越来越多的品种价格大幅度下降；二是医疗卫生体制改革几十年，近年来始见成效，广大患者开始有获得感；三是更快用上更有效的创新药，更广泛人群用得起高品质的仿制药，这些话已逐渐变成现实；四是从去年开始的政策环境变化，将成为未来十年的"新常态"。

外部环境的变化，并不能动摇我们的信心，面对这样的市场形势，先声应该如何应对？在这里，我想把这句话分享给大家："志在巅峰的攀登者，不会陶醉于曾经的坦途，也不应畏惧于将要面对的崎岖曲折；事业的旅程很长，不必太在意今天的顺风顺水，还是明天的逆水行舟。"我认为我们必须持续强化大家共同的愿景与使命，更加坚定我们长期的战略选择，用行动来贯彻我们共同的价值观。

本·霍洛维茨在《创业维艰》里提到："我们要依次管理好人、产品、利润。"这个"依次"是有重要性排序的，人排在第一位。华为真正强大的是管理，只有越来越多的人，才有越来越杰出的奋斗者队伍，才能有越来越牛的研发和产品。好的管理，才能把这么多人才凝聚在一起，创造越来越大的价值。因此，我认为先声应对外部环境特别重要的一点是持续加强我们的管理团队，大幅提升管理水平，增强团队整体的竞争力。

未来的十年是先声战略升级的十年，首上市药和高壁垒仿制药仍占一席之地，如果用一句话来说明仿制药和创新药的关系，那就是仿制药能力是建设创新药能力的重要基础，十年后的先声，应该是创新药业务为主导的研发驱动型公司，"让患者早日用上更有效药物"是先声的使命。

先声应该如何聚焦增长？

从管理者的角度，聚焦组织的增长不能仅仅理解为销售增长、在研项目数的增长，而是应该关注到驱动这些增长的是人力资源的增长。人力资源的增长又包括人数、个人能力、组织能力的增长，当然组织能力还不只是人数×个人能力，组织能力的增长还包括管理能力的增长，把大家有机地组织凝聚为一个整体，取得更好的组织绩效。

哈佛大学曾对经历过三次经济危机的4700家公司进行大数据分析，得出的结论值得我们借鉴和参考：仅9%的公司比之前更为成功，而大多数公司的错误做法是裁员、更换CEO、冻结招聘、缩减长期投入预算。为何？两者的区别在于哪？那就是成功者与失败者对待危机的态度、应对措施截然不同。成功者在逆境中采取进攻性战略，借助危机，从竞争对手获取大量高绩效员工；成功者在行业低迷时加大战略性投资，用逆境激发管理层和整个组织的潜力。事实证明，最优秀的管理者都经历过几次危机考验，这种逆境中的能力弥足珍贵。

对先声的各个系统来说，我们都要有聚焦增长的具体措施，最后的合力才是先声的增长。

1. 营销系统

对于营销系统，我们仍然要在人数上做加法和增量，导向绩效增长。到今年九月底，各销售部总人数要恢复至不少于年初总人数，到今年年底，各销售部总人数要比年初增长不少于10%。同时，要提高用人标准，优化招聘工作的质量。另外我们必须合理配置新人业务板块，加强带教培训，考核管理者引进和用好新人的成功率，通行的标准即六个月试用期后，能不能留在组织内。

营销系统内人力资源的增长需要更多高绩效的管理者，这里的高绩效管理者有三个来源：一是外部引进，二是内部晋级晋升，三是内部有效的制度和管理来激活。这也是未来几年人力资源工作的基本指导思想。另外，销售增长的本质还是客户数量的增长，必须大力度拓展新客户，提高客户满意度和忠诚度，继续强化准入，塑造品牌，发现和重用更多勇于进取、敢于竞争的奋斗者。同时，我们在深入洞察客户需求、贯彻"客户第一"上还应有更多想象力和主动作为；业务增长的举措要注重投入资源的量级、胆量、组织能力与公司规模之间的匹配，把时间、精力和资源更多导向更高量级的事情上。

2. 研究院和创新中心

对于研发系统来说，我们必须有更多的立项，更快速度地推进项目。但这背后的关键因素其实是我们需要有人，需要有大量高层次的科学家、管理者、高潜力的年轻人加入。研发系统总监以上人员（管理者）的第一要务是找人，第二才是找项目，加快项目进展，而其中主要的实现路径就是开放和合作。任正非谈管理时，曾提出"一杯咖啡吸收宇宙能量"的说法，认为当今时代是开放式大学，处处皆有学问。这句话同样适用于先声的研发系统，我们很多时候存在内向型奋斗的问题，而不是和外部链接、寻找和外部沟通以及与外部优秀的科学家合作的机会。我们往往面临的现实就是杰出科学家、杰出的临床专家、杰出的科研发现、杰出的合作机会都在公司外部。

未来，我们的研发各模块应互相促进、互相合作，我们需要更牛的科学家、更多有竞争力的项目，在这方面我们内部还可以进行比赛，比一比完成度。

3. 制药系统

于制药系统而言，聚焦增长的途径有四点，一是要大力引进具有cGMP、EUGMP经验的专业人才，大力充实一大批年轻硕士、本科生；二是美欧GMP认证、原料药、先声东元搬迁、海南和东元的新车间、中试平台等重点项目要加快进度；三是抗体工厂建设及专业团队组建，加快合作项目引进；四是要坚定地支持海南先声2020、先声中人202项目。

4. 总部职能

关于总部各职能模块，聚焦组织的增长主要包含以下内容：一是全面优化HR职责、权限等，加大向各系统、事业部的二级授权，相应明确公司级、一级业务系统、二级业务部管理团队（小组）组成和职责；二是先声学院承担专业、管理能力评价和赋能职责，加强案例研究和分享；三是财务、采购、IT、合规法务、行政等追求效率，全力服务于人和业务的增长；此外，还要引导各业务系统兼顾短期增长、长期增长的平衡。

如何才能激活组织？

激活组织的基础是用人、分配、决策等三大机制有效结合。丹尼尔·平克在《驱动力》这本书里指出"胡萝卜加大棒"（常指的是一种奖励与惩罚并存的激励政策）在20世纪有效，而在当下物质激励和赏罚机制逐渐失效的时代，如何提高绩效、焕发热情，其关键就在三大要素：自主、专精、目的。工作能够让人主导自己工作和生活的自由，发展自己的技能，做有意义的事情；同时我们希望达到专精，使自己所做的工作臻于完善；而目的或使命在于明白自己所做的工作是为了比自我更宏大的目标。根据丹尼尔提出的"驱动力3.0"的概念来对照我们现行的制度、管理理念、团队建设活动等，我认为我们还有巨大的优化空间。

1. 如何评价管理者的领导力、潜力以及管理团队的有效性和竞争力

费洛迪曾在《合伙人——如何发掘高潜力人才》一书中指出，管理者的领导力可以从战略导向、市场洞察力、绩效导向、客户影响力、协作能力与影响力、组织建设能力、团队领导力和变革领导力八个维度进行评价。这八种能力的重要性已被研究证实：业绩成长快的公司，其高管的每一项能力水平都较高。未来我们要和人力资源部、干部部同事一起逐步探索这些工具在我们

的管理体系中的应用，不断实践，不断优化。

同时，费洛迪曾指出，高潜力人才具有两个特点：正确的动机和四种关键的领导力特征。其中正确的动机包含乐于奉献的精神、谦逊的个性以及以组织的成功优先。同时，他还具备所有高潜力高管都具备的四种关键领导特质：求知欲、洞察力、沟通力和意志力。求知欲是不断寻求新的知识、经验以及真诚的反馈；洞察力是能够从表面看本质，从局部看全局；沟通力是利用情感和颇具说服力的逻辑展现愿景、换位思考、影响他人；而意志力是面对逆境，似乎不可逾越，但能够为了达到目标，持续奋斗。

在评价管理团队的有效性和竞争力方面，费洛迪提到团队效能评估项目，这一专有模式分析了六项关键团队能力，即平衡（团队来源的多元化，成员知识和能力的互补性）、协调（团队目标及成员个人目标相一致）、弹性（在内外部压力下，团队同心协力）、活力（团队有抱负、成员积极主动，有持续奋斗的动力）、开放（团队重视外部沟通和合作，善于利用外部资源）、效率（能充分利用资源和时间，找到速度和质量的结合点），只有让团队保持这六项关键能力，这支团队才能发展壮大。

2. 关于激活组织的几点意见

一是要恢复全员KPI考核，优化OKR考核（仅适用高级总监以上人员）；二是启动18级以上管理者上下对齐工作，各自准备三大重点工作再一对一进行沟通；三是第三季度形成绩效评价、晋级晋升、面试录用等向下（二级）授权体系；四是大力落实高潜力管理者轮岗计划及内部人才市场计划；五是人才和奋斗者密度是组织激活的基础，要设定相应指标评价中高层管理者；六是坚持难题导向和外部客户导向，所在团队哪里有困难，中高层就应出现在哪里，分配50%以上时间精力在外部，落实到汇总统计；七是二级管理小组识别绩效A、B+及C，落实强制比例分配，薪酬、事业机会等向奋斗者倾斜，重用高潜力、高绩效奋斗者，赋予他们更广范围的职责；八是学习借鉴谷歌的氧气计划，启动各级经理管理纠偏反馈和管理培训、管理技能考核；九是启动拆除"部门墙"的系列计划，收集中高层本位主义的种种表现形式，分析原因，提出改进对策，优化考核和相关制度规定；十是第三季度各系统、各业务部的管理小组应组织熵减理论的学习，结合实际研讨，形成有针对性的对抗组织熵增、激活组织的计划。

聚焦增长，激活组织是我们管理者的长期工作主题，需要大家根据各个业务系统、各个团队的不同情况，多找问题、多沟通讨论，深入思考加上大胆实践，在探索实践中持续改进，才有越来越好的组织绩效。

且行至山高云深处，
持续进行组织优化

程向华

为适应规模的快速扩展和外部环境的变化，公司曾对组织架构做过多次优化。我记得营销系统就有三次较大的调整，分别是分公司制、推广公司制和成本中心制，这些变革都对公司的业绩增长起到了重要的贡献。组织结构的设计是为了更好地完成企业的关键活动，我们又身处在一个"VUCA"（变幻莫测，充满不确定性的）时代，唯有着眼于持续变化的关键活动、优化当下组织架构才能取得更好的组织绩效。德鲁克也曾说过："并不存在一种唯一正确或普遍适用的组织设计，每一个企业必须围绕着适合其使命和战略的主要活动来进行设计。"事实上，没有一项组织上的解决方案能够得以长期维持。因此，有必要思考并找出正确的组织结构，以便使企业在满足当下管理需要的同时，通过持续优化到达理想彼岸，逐渐成长为规模更大的企业！

管理和决策重心要持续下移

华为有一句名言："让听得见炮声的人呼唤炮火！"就是说管理和决策重心要持续下移，要始终坚持尽可能在基层就做出决策，尽可能由接近客户的人做出决策。我们公司在过往的实践中也做了很多类似的探索，取得了一定的成效，但也积累了不少的教训。

未来如何规避"一管就死，一放就乱"的窘境？我认为要从两个维度来分析这个问题。

一是从时间的维度来看，凡是影响长远的权限都应该谨慎下沉。从营销系统来看，做什么产品、招聘什么样的员工、如何遴选目标医院、如何构建目标板块等就是属于影响长远的权力；反之，如何组织营销活动、配置营销资源、员工激励和评价等则属于要不断下放的权力。从研发系统来看，立项和项目的优先级排序是影响长远的重大事项，其他权限则应该不断下移。

二是从涉及的广度来看，凡是一项决策对其他职能、领域或整个企业都有深远影响的要谨慎下沉。对于营销系统来说，不同产品线的资源配置不仅牵涉到组织的经营目标，也关系到产品生命周期的管理，这些要慎重向下授权。接下来，为提高决策效率，公司将会成立一、二级管理团队，坚定迈开向下授权的管理变革的步伐，组织管理结构也要从"绿皮火车"过渡到"和谐号"，从"单轮驱动"迅速转变为"多轮驱动"模式，最终实现事业部运营，打通研发、制药、营销三个重要模块，形成利润中心，更有效率地满足客户需求！

摒弃层级过多的组织

组织优化一个重要方向就是使层级尽可能少、指挥路线尽可能短。在德鲁克《管理》实务篇里对层级过多的组织产生的危害有详细的论述，他认为层级过多会让信息传递受阻且不利于管理人员的成长，这些都会对组织的绩效产生重大的危害。

审视当下公司的组织结构，层级过多的现象也屡有发生。在这里，可能大家对于"管理跨度"这个名词的含义需要作更深入的研究。管理跨度不是指管理多少人，而是指管理的关系多少。如果管理的下属之间"关系"交错、复杂，则管理的下属人数要少些，反之亦然。

授权赋能，激活组织

一是基于"让听得见炮声的呼唤炮火""具体业务决策权交付给最合适的层级""合适的规模"的原则，研发体系设立研发与BD管理团队及波士顿创新中心管理团队，医院营销系统设立一级管理团队及12个二级管理团队；

二是基于"必须有权力来行使其职责"以实现管理团队绩效

目标的原则，设置了一级管理团队的业务、财务、人力资源的权限；

三是基于能力、绩效、价值观三个纬度来选择管理团队成员，兼顾成员人数、能力结构、团队角色等因素，以便于做出高效、高质量决策；

四是基于为管理团队提供"有用决策信息""收集整理会议议题""决策落地、行动闭环"的原则，设置团队"秘书处"；

五是基于"集体决策""上下对齐""信息透明"的运行规则，形成"一级带着一级干""一级做给一级看"的组织氛围，制定运行机制和考核方案。

职能整合，打破部门墙

在公司内部，我们经常能听到"会议多、各种沟通占用工作时间比例大"的抱怨声，这虽是大企业"通病"，其实是"不良组织的症状"。"病因"大致有以下四个。

一是职务未予以明确的界定、责任不够分明；

二是作为一个知识型组织，高层管理就"业务是什么"和"应该是什么"没有明确的决定，就企业的目标、战略和优先次序没有做出明确的决定。所以即使给中层明确的授权，但中层未有"灯塔"指引，也无法进行有效决策；

三是人员臃肿、人浮于事；

四是职能分工过细。

组织管理理论有"专业化分工"和"科层制"两个很重要的工具，所谓的"专业化分工"，就是分工越细越好，每个人只专注于自己领域。对先声来说，我们把组织进行了横向切割，分成若干部门。这些部门很容易形成一个"部门墙"，需要有各种会议来交流信息、达成共识。

所以要解决"会议多"这个顽疾，需要持续进行组织优化、综合施策。一方面我们要明确战略目标，基于战略目标动态梳理现有职务设计和设置，明确每个职务的管理范围和需要达成的目标，范围和职权应该尽可能大，以便于达成公司目标而不用疲于奔命、协调各种关系。还要在坚定、持续向业务作战单元授权的前提下，对职能部门进行整合，推行大部制、打破"部门墙"，为业务单元快速决策提供强劲支撑。

客户第一

亚马逊创始人贝佐斯在接受记者采访时说：如果给创业者唯一建议的话，那就是把客户放第一位！总结先声过去发展中组织结构优化方面的经验与教训，结合优秀企业（华为、阿里等）的管理实践，我们很容易看到，凡是以客户为中心的组织都能取得长足的进步。

组织一定离不开"人、文化、结构"，这三者互相影响，但文化是土壤,结构必须根植文化的土壤!马云在内部的讲话中提到:"文化是要用心血去换的!"前文提到没有一个完美的组织结构,需要适时调整,调整的方向就是更有效率地满足客户的需求。所以我们能否更好地遵循公司价值观里的"客户第一",是检验组织优化成败的圭臬!

管理层的深刻理解

推进组织优化工作,需要深刻理解公司的战略且洞察当前企业的关键任务。近些年来,我们兼容并蓄,不断学习各行各业优秀公司的实践经验,在一定程度上拓展了管理层的视野,提升了公司的治理水平。但如果简单依葫芦画瓢,我们就会深陷虚无中而难以自拔。我们需要深入研究公司运营中存在的问题,有步骤地推进组织结构的优化和管理变革,让先声真正形成高绩效的管理体系。

先声学院：构建学习型组织

查宝兴

用友大学校长田俊国在探索企业培训之路时，总结出应该做"上接战略、下接绩效"的培训，即企业所开展的培训应对接战略、紧贴业务，从实践中来，到实践中去，最终落实在提升业务部门的业绩上。

如何实现这一目标？先声的培训系统一直在不断探索着。

在1995年先声药业（当时为成功医药）创立之初，从最早的一批员工入职时开始，所有新员工都需要参加为期3天的入职培训，让大家学习产品知识、专业拜访技巧等，只有培训合格后才能入岗位工作。虽然先声当时还没有专门的培训师，而是由业务部门的经理或者资深的地区经理、大区经理来任课，但课程的内容模板也是参照当时比较盛名的西安杨森和中美史克。由此可以看出，公司在早期就特别强调新员工入职后的培训。

自2000年开始，先声先后收购了海南海富制药和南京东元制药，从过去的代理销售模式转为生产和销售自己的产品，并于2003年成立集团，成为了一家真正意义上的制药企业。随后在

2007年登陆纽交所，从一个本土企业逐步对标国外先进企业，公司业务从药品的销售走向生产、研发。

近十年，制药行业的外部环境正在发生剧烈的变化，医药政策的调整让传统的低端仿制药业务模式难以为继，竞争的加剧让越来越多的药企开始走向高端仿制药和创新药研发之路，先声也从普通的仿制药业务专注于首仿药和创新药，并在研发上投入的精力越来越多。业务的转型让公司开始对高层次人才的需求大大增加，尤其是研发领域的高端人才，要让这些人才来到先声，融入先声，同时把研发、生产、管理和营销的经验沉淀下来，至关重要。

为了适应外部环境的剧烈变化、维持组织竞争力，在当代企业尤其是以创新为驱动力的企业中，营造学习型组织的氛围风潮涌起。以提高组织绩效为目的，先声对原有的培训架构也做了相应的调整。2009年，先声正式成立了培训发展部，开始设立专职的培训专员，培训组织更加规范，课程体系也更加丰富，从创立之初90%以上的培训与营销相关，到逐渐覆盖生产、研发和职能系统。2019年，先声学院正式成立。作为先声的企业大学，相比于传统的培训部，在职能上更多承担推动企业战略的实施，以提升企业所在产业的战斗力为目标。此外，还担负着推动企业文化传承和提升企业品牌影响力等职能。

每一家企业大学都有其独到之处，根据定位的不同，企业大学的职责千差万别。《华为基本法》中明确规定"人力资本增值的目标优先于财务资本增值的目标"，这也成为华为人才培训的宗旨。因此，华为大学以"让优秀的人培养优秀的人"为核心理念，建立了一套完善的培训体系，依靠庞大的赋能式内训师队伍，为全球十几万不同层次的员工提供了培训学习的机会，成为了学习型组织的典范。

先声学院设立的定位是为了解决能力的问题，并以此提出三个未来的发展方向：面向基础、面向战略和面向未来。面向基础，是要在公司的各核心岗位建立相应的学习地图；面向战略，是指对接公司的各个系统，尤其是四大系统（研发、总部、制药和营销）的战略目标，寻找业务痛点，通过提升能力解决战略关键点，如专业推广能力、合规转型、研发立项和推进、制药国际化与降本增效；面向未来，是指企业大学应该承担大学的研究功能，结合战略市场部等核心的探索性部门，面对行业的持续变化，开发实践出一条可借鉴和复制的成功之路。此外，建立数字化的人才管理体系对未来公司人才发展也是一个重要的战略，即从员工入职开始，其所有经历过的培训表现和成绩均用数据记录。同时测评中心对能力、个性及技能进行评估，最终形成个人的数字化人才报告。并与干部管理人才数据系统对接，完善"选、用、留、育"四大链条，以期未来为公司选用人才提供重要的参考。

据此，先声学院在架构设置上共分为五大模块：测评中心、教务运营、领导力发展、培训交付、培训需求分析与计划，并针对营销系统设置了专门的区域培训体系。在课程体系建设上，根据实际需求，面对不同系统的不同岗位设置了专门的学习地图。

目前阶段，先声内部各区域及各层级管理人员对员工的培训和带教意识仍需加强，日常工作中仍以业务和人员管理为主。在营销体系中，员工多注重个人的业务工作和销售绩效；生产和研发岗位则更重视技术和操作技能。要改变这一现状，培训必须紧贴业务，从业务痛点出发。在开发课程时，即与业务部门紧密合作，收集一线人员业务中遇到的困难，然后群策群力寻找解决方案，萃取成为成熟的有效方法，再移植和复制给其他的区域、岗位。例如，先声学院培训课程中设有《新干部90天》，专门针对新入职干部，帮助解决履新最关键的前三个月中可能遇到的问题。课程由经验丰富、亲身经历履新的高管来任课，结合自身经验和成功案例进行分享，由于务实求真，受到了学员的广泛欢迎。

在教学过程中，则更多提倡与实践相结合，从建构主义角度出发，遵循"721原则"：现场教学占比为1，组织研讨和项目的演练占比为2，具体工作中的应用占比为7。尤其营销一线的学员在学院里完成训练后回到区域，会有相应的培训老师继续跟进，持续进行强化，以促进"7"的落地。为了让培训出绩效，除了紧贴业务痛点，在培训的评价上也与学员的个人绩效表现挂钩。目前在营销体系中的区域培训师，以及学员的绩效提升也作为考核的指标之一，此部分占比会在未来持续加重，并逐步推广到生产系统、研发系统、总部职能系统中。

　　除了要关注企业战略的发展以及规划，培训还要更加关注个人的需求。个人的成长收获也是员工在企业内的需求之一，作为学院要提供更多高品质、富有价值的课程，并不断去完善内训师队伍。希望每个员工都可以成为彼此学习的伙伴，帮助先声向真正的学习型组织发展。

从跨界中历练成长

王峰

自从2007年6月27日，我进入公司，至今已13年，在我身上留下了深深的先声烙印。这些年，我先后历经了营销、制药、研发三大系统的转岗，被人力资源部当作转岗的典型案例。

看完我的经历，你也许会认为转岗是提升自身发展加速度的捷径，我想更多的应该是每个人内心不断挑战更高目标，坚持客户第一，持续追求卓越。我们要时刻对自己有更高的要求，勇于逃脱舒适区，挑战更多的第一次，面对更多的不确定性，承担更大的责任和压力。

辗转三大系统，全方位锻炼

从医学市场部、国际贸易部到法规科学部，逐步历练，三大系统锻炼了我不同的能力。在营销系统，锻炼的是客户第一的精神，是逻辑能力、初步的临床思维、团队管理的能力，还有勇于面对挑战的心态。在制药系统，我熟悉了国际销售规则、制药系统QbD（质量源于设计）的理念，了解了ICH及国际注册法规和GMP规则，更重视风险管控。在研发系统，我了解并熟悉了国内的注册规则、研发到注册全流程，工作也更加沉稳，谨言慎行，抗压能力也增强了。

我感觉到五点明显的变化：一是出差多了，有时两三周才回南京一次，学会与孤独做伴，学会深度安静思考；二是眼界变得更宽阔了，思考更有深度了，之前在营销团队时，总是质疑研发系统每年花那么多钱，为什么总是没有新品上市，但现在发现并非如此，没有新品上市只是一个结果，造成这个结果是整个体系运转形成的，换一句话说就是"落后是全面的落后"；三是接触到的人和面更宽泛了，与很多法规制订者的交流让我看问题更全面；四是这些外界的变化促使我的认知更上一层，能寻求更多的机会；最后，我深刻地体会到千万不要局限于自己的职能本身，而是要用创始人的心态，主动积极作为，才能为组织做出更多贡献。

回想当时转岗的一幕幕，犹记得于2017年底，我和团队来到芬兰与某个第三方公司进行谈判，这是我第一次用全英文的方式进行解说。而在谈判中更考验人的是解说人对营销市场的理解，而我在营销系统工作的经验，对营销管理理念的把握恰好可以帮助我征服客户，最终达成良好的协议。

第二个例子是面对瑞舒伐他汀一致性评价的审评，刚开始与审评人员沟通非常不顺畅。但在一次偶然的机会中，我跟他聊到了先声的QbD理念，而这个理念我在制药系统时就有过研究，当时我已经了解了欧盟Q3D相关法规以及我们自己的产品蒙脱石就重金属与欧盟沟通交流的细节，于是与审批员一起沟通中国Q3D的细节要求，最后用我的专业说服了他，目前我俩也已经成为了非常要好的朋友。

坚持客户第一，持续追求卓越

"现代管理学之父"德鲁克认为，企业存在的理由就是创造客户。在他看来客户原本是不存在的，是企业和企业家通过对市场与客户需求的洞察，做出产品和服务而创造了客户和市场。

反观我本人在先声的工作经历，也无一不与客户有着密不可分的联系。三段转岗经历，让我明白，我们要"能文能武"，要把客户放在第一位，为客户创造与众不同的价值，占领新客户心目中最大的市场份额。当客户面对选择时，才能毫不犹豫地选择先声。

两年前，在接手法规科学部的时候，我在与客户的沟通中遇到了很多挫折，可以说是"一把辛酸泪"。在客户心目中，我们有诸多的问题，很多工作都做得不够好。面对客户真实而犀利的反馈，我们越挫越勇，用两年时间不断改变先声在客户心中的形象。现在我们已经成为许多专业学术协会的战略合作伙伴。

在2011年6月24日下午临近下班时，中华医学会风湿病学分会的一位教授打来电话告知我们，当时国家"重大新药创制"科技重大专项"十二五"计划2012年新增课题已经开始申报，艾得辛®Ⅳ期临床研究非常适合其中的子项目"新药Ⅳ期临床"，他非常希望先声可以参与申报，并表示希望能为中国自主研发新药贡献自己微薄的力量。

听闻后，我喜忧参半，主要的担忧有三点：①当时艾得辛®还处于新药审批的最后阶段，并未取得新药证书和生产批件，在项目的形式审查中可能无法通过，会影响后期的申报；②公司2012年申报"十二五"计划的项目较多，在内部项目的评估中艾得辛®并不是优先推荐申报的项目；③时间紧迫，申报截止日期是7月8日，真正留给我们撰写、修改标书的时间并不多。

但我的内心深处其实更多的是惊喜，因为对产品的自信以及临床专家的鼎力支持。艾得辛®Ⅳ期临床是中国风湿病领域第一个正式的大规模Ⅳ期临床研究项目。作为一个一类新药，规范的临床研究肯定可以为临床提供更多的循证医学证据。专家能够关注艾得辛®并亲自打电话给企业提出建议，说明在专家层面企业品牌已经初步建立，这是对市场工作的一个巨大认可。

在公司领导的统筹指挥下，与药研院多次讨论后，我们决定全力申报本次"十二五"重大科技专项新增课题。于是繁重的工作开始紧锣密鼓地开展起来，医学市场部进行整体的协调与沟通，临床研究所负责项目标书的撰写，药研院项目管理部负责项目的申报。在临床研究所努力之下，仅用5天就起草完成标书的初稿并与专家沟通修改，最终于7月1日定稿并赶在截止日期之前成功递交到科技部。

7月19日，通过了形式审查！7月22日，科技部通知我们于7月29日下午进行现场答辩。为了充分做好答辩的准备，项目团队于7月26日特地赶往北京与专家进行面对面沟通。7月29日，答辩顺利通过，是我们的项目给评审专家留下了非常深刻的印象。8月10日接到通知，艾得辛®Ⅳ期临床研究获得国家"十二五"重大科技专项新增课题的支持。

回忆整个申报过程，成功因素不仅有内部团队的通力合作，还有产品本身的优势，但最核心的是专家对整个项目的支持与帮助。

这也许仅仅是坚持客户第一的一个案例缩影，由此引发的深入思考是，当我们把客户放在第一位时，我们的组织架构、人员能力模型、业务流程、关键决策、资源投入、项目立项等一切均应以客户为中心来设计配套。同时，每个管理者在做决策时都应该反复问自己：这个决策是否真正坚持客户第一，是否在为客户创造更大更好的价值。

如果说以客户为中心更多偏向于业务层面，那么对于管理者而言则应持续追求卓越：追求在团队建设方面的卓越，追求在团队作风建设上的卓越，追求在高绩效目标的制定和执行上的卓越。

首先是团队建设。作为管理者首要任务是组建团队，招募人才。我们应该寻找具备哪些特质的人才？应该用追求成功的动机、求知欲、洞察力、沟通力和意志力来判断人才潜力。在此基础上，我会寻找具备以下其他能力的人才。

1. **具备系统化思维、强大逻辑思考能力的人才**。这样的人才在面对陌生复杂的工作时，会很容易抓住关键点，解析出解决问题的路径。具备这样能力的人，可以不再局限于某个领域的专业工作，是未来管理工作的后备力量。

2. **有责任心、有担当、有骨气的人才**。作为管理者，需要做团队不敢做也不能做的决定，需要承担他们不应承担或承担不了的责任，需要帮助团队解决他们解决不了的各种困难。这些都需要责任心和担当精神。更为重要的是有骨气，这里的骨气代表的是尊重事物发展的客观规律，不会以强权和领导的意志为转移，要真正地以客户为中心，以公司组织利益为重。

3. **能够耐得住寂寞的人**。作为管理者带领团队完成一个又一个高绩效的目标，就像是在翻山越岭，翻过一座高山之后，总会有更高的山峰在等着团队，这期间肯定也会有很多委屈、不如意。对抗这种情绪只有靠自我的修炼和心理的煎熬。谁能忍受这种别人忍受不了的压力，谁就能走到别人的前面。华为倡导的能上能下、"之"字形成长的本质其实就是好钢不怕炼，好管理者不怕寂寞。

2019年5月我有偶然的机会在清华大学经管学院聆听了Airbnb创始人兼首席战略官Nathan Blecharczyk的演讲，他分享了自己的创业历程和心得，并认为年轻人具备以下特质是最重要的：保持好奇、坚持创新、锲而不舍、洞察用户、心怀使命、转危为机、赋能于人。这也许从侧面佐证了我们对于人才的认识。

其次是优良的团队工作作风建设。在不同团队，由于工作特性不同，所要求的重点工作也不一样，但是工作方法是相通的，那就是必须旗帜鲜明、快速有效地与负向工作作风进行斗争和批判，以点代面梳理正能量。我们常见的负向工作作风如下。

1. 慢：要倡导效率第一、完美第二，高效率完成各项工作。倡导雷厉风行的工作作风，其本质是解决管理人员工作主动性差的问题。

2. 散：严格遵守组织纪律，自觉维护公司决策的权威性，做到令行禁止、步调一致，保证政令畅通。坚决反对纪律松懈、自由散漫、我行我素、各行其是。

3. 浮：大力倡导管理者要深入一线，切实解决客户的实际问题。反对华而不实做表面文章的现象。避免管理者好大喜功、报喜不报忧、事事向领导汇报、把矛盾和责任交给上级的现象。

4. 懒：没有勤奋、没有充足的时间和精力投入，不可能做到卓越。

5. 庸：需要让团队始终保持高昂的斗志和向上的锐气。不对标杰出，只求过得去，满足于落后的现状，业务没有特色，不愿说真话，怕惹麻烦，遇事当老好人，这些都会将团队带向深渊。

作为追求卓越的管理者，在面对以上五种负向工作作风时需要毫不犹豫地进行否决和批判，让团队成员知道团队的行事底线在哪里。

一代人有一代人的长征，一代人有一代人的担当。百亿先声百年先声，是一场接力跑。老一辈先声人已经完成了第一棒，我们现有管理者应该有决心跑出一个好成绩，也期待未来的年轻一代能跑出更好的成绩。

激活组织、授权赋能

徐芳

采用何种组织方式能最大化地激发团队活力，以产生更高绩效？具有创新基因的先声管理团队一直在思考并不断尝试。

早在 2007 年，先声就开始尝试创新性的分权式组织架构设计模式——营销系统推广公司制。当时以大区或地区为单位，由团队成员成立独立法人机构，作为先声的合作伙伴代理销售公司产品。原来的管理团队负责人成了推广公司的老板，不再是为先声打工，而开始思考整个小公司的发展和布局，由原来的"让我干"，变成了"我要干"，这一举措极大地增强了销售团队的活力。

但是，推广公司很快出现了两极分化。在合作而非管理的模式下，部分特别优秀的推广公司开始做强做大，代理其他产品，对推广先声产品的专注度降低；由于失去组织各方面的帮扶和给养，部分法人能力较弱的推广公司，凸显出很多经营问题，难以为继。随后，公司决定收回绝大部分推广公司，重新建立队伍，但该阶段流失了大量 70 后高潜的优秀管理骨干，使 70 后的中层骨干一度断层。这一阶段的尝试，让我们看到了分权自治对组织激活的价值，也让我们认识到了分权的前提是需要集中控制与制定共同衡量标准。

2015 年，公司开始在营销系统中推行成本中心制，即以地区为单位，进行经营成本和经营效益的核算，由地区经理负责该团队的运营。这一枪，打响了先声"班长的战争"。根据华为的经验，这对平台的支持要求极高。如果有强大的平台支撑和一定的集中管控，班长就可以持续带领团队为客户提供一致性的服务，也能够相对统一地落实公司的战略规划和市场策略。但是公司当时的市场、准入、HR、财务等支持体系还无法提供强大的平台支持，班长的能力就完全决定了团队的绩效，班长经营团队的短期思维也造成了组织发展的不均衡，影响了发展的可持续性。但是毫无疑问，成本中心制成功地带领先声走过了高速发展的三年，更加让我们坚信，通过"授权赋能"的组织设计，可以极大地激发组织活力、提升组织绩效。

当下的医药行业迎来了最具挑战的时刻，靠单兵作战攻山头的时代已经过去，未来需要的是整个组织的高效协同。即：更低的成本、更多的创新产品、更多的循证依据、更专业的营销队伍、更快的决策速度、更敏锐的市场洞察……如何在新形势下，既让各业务单元保持与公司战略方向的一致性，又能快速响应市场和客户需求，实现业务的可持续增长。

组织的基本规则是管理层次尽可能少，决策路线尽可能短。

如何能建立一个既有宏观视野和洞察力的高管团队运作机制，又拥有更多自由度、自主权的各级管理团队，实现既有方向性的统筹，又有更高效率的自治？这是摆在我们面前的一项紧迫的研究课题。

EMT（经营管理团队）是先声受董事会委托执行管理的决策机构，是先声日常经营的最高责任机构。EMT 的职责应定位为以下四方面：①负责制定公司运营的重大战略发展方向、决定公司业务范围，审批年度经营计划和预算，并持续衡量各一级 MT 经营结果与目标的差距。②决定公司关键的资本资源的分配权，例如资本供应以及投资，决定公司重大投资融资决策。③决定公司价值观、信念和原则。④审批公司层面重要财经、运营、组织设置等方面的流程和制度变更。

除了以上职责，其他功能都应授权下级管理团队去运行。公司已经成立以各系统为业务单位的四个一级管理团队：创新药与 BD 管理团队、南京研究院与 BD 管理团队、营销系统管理团队、制药系统管理团队。这四个管理团队将对公司各业务系统的经营承担明确的责任，并负责激活组织、推动业务前进，在制度规则及授权范围内进行业务管理及人力资源管理决策。同时，在营销系统，将设立五个以 BU 为业务单位的二级管理团队。

二级管理团队将在一级管理团队制定的既定目标方向、规则与授权范围内，推动业务团队实现经营目标（增长、盈利等）。每个管理团队将根据需要实现的目标与成果，分析关键活动，并匹配相关职能，共同组成一个模拟公司运营的决策机构，以最大化缩短决策路径，调动团队积极性。我们希望这些团队拥有最大程度的自主权，也必须承担最大限度的责任。

管理团队的有效运作，首先需要明确授权和分权规则，让管理团队成员明确知晓对什么事情负责，可以在哪些范围内决策。其次，需要将团队成员的目标和考核进行绑定，团队成员都需要对组织绩效负责，加入管理团队的职能部门人员的工作成果不再以专业贡献来衡量，而应该以对组织绩效的贡献来衡量，这样，才能打破部门壁垒，真正让管理团队成为一个自治运行的高效组织。最后，需要持续加强平台 COE（Center of expert）建设，为支持各管理团队运营进行能力建设与赋能，源源不断像提供炮火一样提供业务支持解决方案。

除了设立管理团队，进行授权与赋能以外，为提高组织效率，还需要平衡"以工作为中心"的职能结构设计与"以任务为中心"的团队结构设计。目前先声的总部、研发、营销等仍以职能结构进行设计，导致组织倾向于强调工匠精神与专业标准，以强化各自职能价值为重心，将会弱化对组织绩效结果的追求。总部平台部门应逐步向专业化的赋能平台转型，从而通过大部制以减少部门之间沟通协调的成本。总部职能人员除 COE 和 SSC（共享服务中心）办事人员外，其余人员应该作为 BP（业务伙伴）深入到各个支持的业务系统中，和业务同事一起提供解决方案，协助实现业务目标，而职能部门只是 BP 们的家而已。对于研发团队，应该以任务和成果为中心进行团队设计，各个技术平台应该以提升平台技术力量为重心，赋能技术人员提升技术水平，从而提高效率与质量。而真正的业务管理，应该以项目为单位，打造"召之即来、来之即战、战之即胜、胜后即散"的项目队伍，以项目为单位，而并非以平台进行管理与考核，这样才会让所有同事聚焦在项目成果上。

管理大师德鲁克说过："凡是能让人产生绩效及做出贡献的组织结构，都是正确答案。因为组织的目的是解放与调动人的活力，而不是匀称和调和。人的绩效就是组织的最终目标和检验。"期待公司在持续优化授权赋能机制的探索中，为同事们提供更好的能发挥所长的平台，减少会议和不必要的协调，提高效率，实现个人和组织的目标成果。

第四章 ▶ 奋斗篇：价值观的践行者
Chapter 04

在我们的工作中，除了牢记"让患者早日用上更有效药物"的企业使命，还需坚持我们的核心价值观：诚信、杰出、奋斗、主动作为、客户第一。我们必须深入理解、时刻践行并捍卫我们的价值观。

在招聘应届生和没有太多工作经验的年轻人时，除了考虑学习背景和知识结构，更重要的是考察其价值观，是否与企业匹配，是否具有成长型思维。对于有经验的人才考评，我们也是将绩效、能力和价值观作为主要考量。而对管理人员，我们对其就价值观的理解和带头践行要求也更高。

唯有奋斗，
才有可能遇见更杰出的自己

任晋生

2019 年 2 月 14 日于集团年会

来自全国各地的同事们，很高兴大家能够相聚在这里。

这次年会，其实是一场如何让我们人人更杰出的沟通会，也是逆势有为、群体奋斗的动员大会。

先声未来十年的战略选择

未来的黄金十年，我们应该用什么样的思维和战略来应对？

首先应该将大部分资源投向独家产品，举全公司之力提高独家产品业务占比。其次应该增加创新药、独家高壁垒仿制药的研发投入，如果某个仿制药的研发已有5家，则应坚决暂停或放弃。三是建设原料药、抗体、细胞治疗生产能力，最重要的是，将制药标准升级至美欧认证水平，进一步提高产能利用率。目前原料药和抗体车间已经在准备中，2019年，我们要全面启动建设细胞治疗的生产能力。最后，创新药业务应该坚持使命驱动，重点聚焦于以下项目：跟进创新的肿瘤免疫治疗抗体、肿瘤的细胞治疗、精准医疗理念的抗肿瘤药物，将20%的资源投入全球领先的探索性项目。

如何遇见更杰出的自己？

1. 思想上的艰苦奋斗是杰出者的起点

大家每天付出上班时间也是努力，难的是付出不亚于任何人的努力。有时努力了未必有回报，难的是逆境中执着坚持。听命于安排也是一种奋斗，难的是主动、自发作为。上班工作和废寝忘食之间有一种差距，这就是一般和杰出者的距离。

2. 敢于自我批判是杰出者的共同基因

自以为是、以自我感觉为中心、不再努力学习是走向杰出的障碍。有很多人在20年前就拿到了硕士、博士，但是后面就不再努力学习了，拿到学位的那一刻成为了他的人生最高点。随着时间流逝，他的水平越来越低，知识与能力都在萎缩与贬值。与之相反，我认识一位毕业于药科大学的硕士，他去美国工作了几年，对跨国公司的运行机制已经比较了解后，就选择了自己创业。他参与了三个创新药的发现，分别转让给了我们（先声）、恒瑞与正大天晴药业。在我的心目中，他通过持续不断的学习，已经从硕士变成了博士、博士后、院士……

大学毕业后，可能三五年后大家还差不多，但是十年、十五年以后就有很大的差距。其实大学毕业以后才是真正的开始，真正跟上时代、创造价值的成功者，也就是20%左右的人。而现在我们的干部队伍里，有些人汇报工作的时候还习惯于只讲自己的功劳和苦劳，漏讲自己的失误和责任，没有自我批评精神的人既缺乏进取心，又没有自信心。

我想和大家分享一句话："吾日三省吾身，为人谋而不忠乎？与朋友交而不信乎？传不习乎？"这里的"三省"，不是一天反省三次，而是从三个角度来反省自己。第一个角度是我为这个组织工作，和他人合作共事，我是不是已经竭尽全力？二是我和朋友、同事的交往合作是不是足够的坦诚？三是我们的学习过程中，有没有真正的掌握，有没有不断的复习与融会贯通？

3. 坚持群体奋斗是迈向杰出的主要力量

以群体运动足球为例，一支足球队要赢，必须要有强烈的"赢"的意愿，有更高的用人标准、更高强度的训练、更默契的通力协作、更有经验的教练，也需要足够的财力。"更高的用人标准"提示我们，如果我们老是喜欢用听话的、比我们弱的人，那么永远也赢不了比赛。与杰出者共事，才能越来越接近杰出。走出小圈子的舒适区，才能挣脱束缚我们自己的枷锁。

4. 开放式奋斗是通向杰出的路径

许多杰出的个人和组织，都是心态开放，善于学习，借鉴他人之长，放弃围墙内蛮干式的奋斗。唯有内心开放，才能汲取融合更多知识和智慧的力量。

"4+7"之后的医药行业

昨天的研发系统会议上，很多同事也特别关注"4+7"之后，医药行业到底会朝哪个方向发展和变化？

集中采购以后，普通仿制药将快速地进入下行通道，虽然对中标者来说，数量会大幅度增加，但是销售额会有所下降。与之对应的是，整个创新药业务应该会进入上升通道，研发投入持续增加。毫无疑问，全行业的销售费用率会逐步下降。十年后，中国的用药结构将和美国、欧洲、日本越来越接近。

从金额来看，"4+7"仅仅是让31个品种的采购金额从80个亿降低到18个亿，但是市值的增发超过5000亿人民币，为什么效应放得这么大，让整个行业都感觉到寒冷？因为医药行业过去的日子太温暖，所以过冬的时候大家心理准备不足或者说没有任何准备。在现在这个时间点，整个行业已经启动了全面洗牌，原来大家认为这个过程是循序渐进的，现在看来优胜劣汰将大幅提速。坦白地说，现在才是冬季的第一场雪，后面的日子会很漫长，"普通仿制药供过于求、高毛利即将终结、营销人员过剩……"这些情况都会发生。

但是在看到危机的同时，我们也要看到机会。中国加入ICH以后，药品审评审批的程序和速度将快速和欧美接轨，国内市场仍将高速增长，再有十年左右的时间，中国将成为全球最接近美国的市场，我们将迎来创新药以及高壁垒仿制药的春天。所以面对即将来临的寒冬，埋怨和牢骚，只会干扰和延缓我们"过冬"的准备。我们应该做的，也是我们能掌握的，就是用成长型思维、用群体奋斗遇见更杰出的自己。

我的自我批判与纠偏

回顾这些年的创业历程，我有三点自我批判。一是使命感不强，未能认清大的趋势。在过去十年，我们研发投入的强度远远不够，落后于现在的行业领先者。二是小富即安的小农意识，内心没有执着追求更加远大的目标。三是国企十年工作经历留给我的烙印，让我们沿用了原来落后的用人、激励机制。

全新的2019年，我们在五个方面必须有大幅度的改变与纠偏。

1. 研发投入的强度

未来我们的年研发投入与销售额的占比必须超10%，绝不受外部投资者压力的干扰。我们必须坚持以患者需求为导向，建设好转化医学与创新药物国家重点实验室，坚持三大治疗领域的创新药和高壁垒首仿药的聚焦原则，坚持研究与开发并重的策略。一年内，我们应该要有几十个研究课题，只有开放合作才有竞争力。与之对应的是，必须坚持引进有经验人才和培养高潜力后备人才相结合的组织发展之路。

2．用人机制

我们必须要完善绩效评价制度，坚持价值观、绩效、能力三维度评价。我们要纠正对中高层管理人员以偏概全的评价标准，建立全面客观的干部评价数据库，动态更新，提高公正性和可信度。我们还应该建立各层级干部的后备人才池，大胆破格提拔一大批杰出的高潜力奋斗者。从2018年执行的情况看，我们的力度还远远不够，思想还不够解放。我们要强化干部轮岗、换岗的执行刚性，建立内部人才市场。所有各级干部的OKR应该对准我们的亿元价值点，而不应该是日常工作，要在硬战、大战当中创造价值。

我们每位管理者都要问自己几个问题：第一，是否培养了接班人并帮助公司引进了人才？如果有的话，说明你有全局观和自信心，反之，说明你没有站在公司的角度想问题。第二，能否与公司同呼吸、共命运？第三，能否做到公司利益优先于个人利益？第四，同一个层级的跨部门同事邀请参会、协作或者请求帮助，你愿意吗？第五，能否首先从公司需要出发，服从公司的轮岗或调岗要求？第六，你在工作中能做到出了问题，主要责任是我的，有功劳或者奖励的时候，甘为人后吗？你是否认为不加钱就不应做额外的贡献？第七，你能做到团结更多同事一起奋斗吗？你是否团结了曾经反对过你的同事？第八，你真的理解OKR吗？你设定的2019年团队和个人OKR中，有几条是特别有野心和具有挑战性的?

3. 分配机制

我们要不断完善和长期坚持人员的区别考评，区别考评是组织活力的基本保证。A、B+是先声认可的奋斗者，B说明还需要努力和改变，C和D是不适合留在先声的。我们必须打破平均主义惯性，拉大分配差距，不让奋斗者心灰意冷。我本人也是因为在国有企业工作了十年，不满大锅饭和平均主义才辞职的，所以，用网络语言来说就是："我确认过你（奋斗者）的眼神。"

4. 低费用率专业营销

为了弥补过去十年研发投入不足，在研项目比较少的短板。未来几年，我们将有一系列的营销推广合作，包括和BMS、AMGEN这些公司的合作等，全面提升医学、市场、销售、准入、培训等方面的专业能力。能力提升的本质是我们队伍的升级，如果改不了在过去几年形成的旧习惯，我们就必须要换人。提升人均销售、扩大管理跨度、继续成本中心制、提高管理有效性，立足于提升与目标客户的长期合作关系，是先声营销管理的重点。

5. 内部沟通和组织文化

对我们超过5000人的组织来说，我们内部的发声还特别少，特别的微弱，尤其是高层。基层或一线向上反映问题、提意见与建议也十分罕见。我们要建立每月例行的内部信息发布会制度，用好网络直播。要组织更多的内部高管论坛，开放网上论坛，鼓励来自基层一线的改进意见和建议。专题汇报会、专题座谈会都应该有计划组织，覆盖所有前30%的员工，且每季度不少于一次。同时，加强各层级A、B+等有代表性的奋斗者案例的宣传，牵引和催生更多奋斗者，让组织文化具有鲜明个性和进取心是全体员工的共同期盼。

如果我们不奋斗，不努力，老在自己的舒适区，毫无疑问，只能遇见原来的你。先声是个不完美的公司，仅仅为你提供一个奋斗的舞台，唯有奋斗才可能遇见更杰出的自己。

患者的期待，是我们的奋斗之源

陆剑雪

2020年初的冬天格外空旷、格外寒冷，COVID-19病毒的疯狂蔓延，让一场没有硝烟的战火燃遍大江南北。身为医药人，每一位先声员工都全力投入到这场抗疫的人民战争中，与医生、患者同呼吸、共命运。公司相关工厂毫不犹豫、争分夺秒开启抗疫产品生产线，研发人员在实验室灯火通明中度过了难忘的春节，当我们将一盒盒再立克交到患者手中时；当我们为了患者就医健康申报平台的顺利运转全力以赴时；当我们竭尽所能协助医院客户寻找抗疫防控物资时……在无数个奋斗故事的背后，支撑我们奋力前行的是患者的期待，是希望的期待，是生命的期待。

在这个生物医药大发展的年代中，先声已经砥砺前行了整整25年。在这个有纪念意义、继往开来的时刻，我们有必要一起来梳理先声人持续奋斗和"先声"这两个字背后的故事。

仍依稀记得初入公司时的懵懂，那是2001年，我只身一人前往公司的北京办事处报到，身上的标签从一个学生迅速转变为一名医药代表。那时的国内医药企业刚刚形成规模化的雏形，大部分医药企业还未进行研发布局，专业的学术推广才初见端倪。外资企业在各个领域都居于绝对的领先地位。在那个时期，国内医药企业能激发员工前行的唯有愿景和使命，刚出象牙塔的我在无数次碰壁的挫折和沮丧中逐渐坚信只要满足客户的需求和患者的期待，公司就能持续发展。因为相信，所以看见。

随着公司通过自身研发实力和投资并购能力，上市了必存、恩度、艾得辛等一系列具有较高临床价值的产品后，先声人的责任感和自豪感也油然而生。先声的奋斗之本源自于患者的期待。我们为患者提供了更好的治疗手段，感受到了客户和患者的认可。回看实验室不眠的灯光，回想过往的努力和奔波，在得到这一份认可的时候，显得那么的珍贵、有价值。

回望在先声近20年的经历，值得庆幸的是，在进入医药行业后，心怀的第一个信念就是在培训中反复强调的一句，我们的事业是让更多人过上更好的生活。这句话演变至今，已经成为"让患者早日用上更有效药物"，我们的使命清晰的定义了企业存在的理由——帮助患者，我们致力于研发、生产和销售更有效的药物，始终如一地将患者的期待放在最重要的位置。

"让患者早日用上更有效药物"成为了先声的使命选择，也是先声的品牌内涵与对患者的承诺。

舒尔茨将"品牌"归结为生产者（Provider）与消费者（Customer）关系的集合体，而共同的价值观则是长久而稳定的关系的基石。

怎样让先声基业长青，品牌熠熠生辉。我们不断地探索，不断地问自己：我们的事业是什么？我们的事业应该是什么？我们的奋斗和坚持，可以为我们的客户带来怎样的改变？我们怎样发展，才能不辜负患者的期待和信任？

总结过去才能遇见更美好的未来，这就是我们奋斗留下的痕迹。

众所周知药品的生命线在于质量和疗效。医改十年，对医疗服务的可及性、质量和成本的关注构成了顶层制度设计的"铁三角"。具体到药品供应保障环节，则是对药品质量和疗效前所未有的重视。为了提高药品质量，国家加快推进仿制药质量和疗效一致性评价，加大对药品质量的监督抽检力度，督促药品生产企业持续提高药品质量等等。

在此过程中，我们已商业化的产品均已申报了一致性评价，先声产品的质量在行业认可度始终居于同行的前列——这源于我们对质量精工精品的追求。

至今，我们已经拥有了5家GMP认证的生产企业，必奇原料和制剂产品通过EUGMP认证，今年年初东元普固车间国内首家零缺陷通过CGMP认证，力争未来3～5年所有生产车间都通过高标准海外认证，全面对接国际标准，加快国际化步伐。

在新产品的立项方面，我们放弃了许多外部机会，放弃了并购或代理那些看似商业价值极高、实则安全无效的"神药"的机会，全力聚焦于创新药和首上市药，将资源投入到与全球先进技术的开放合作上，投入到研发和创新上，对标国际标准、提升研发能力。

2003年，先声提前布局研发，设立先声药物研究院；2015年，先声药业"转化医学与创新药物国家重点实验室"获批；2018年，公司进行战略架构调整，成立上海创新中心，与波士顿创新中心一道，致力于原研药物的研发。先声连续多年将主营业务收入的10%用于新药研发，并仍在持续增加……这些努力和奋斗充分体现了公司的使命担当。

这些奋斗也得到了行业的认可，先声不断斩获行业殊荣：中国医药工业信息中心连续7年授予先声"中国医药研发产业线最佳工业企业"的称号，先声连续多年位于"中国医药工业百强榜单"前列，并被评为"中国最具创新力药企"十强。

我们也时刻不忘履行社会责任，从对玉树地震孤儿10年如一日的助养，到8年来从未间断的无偿献血活动，再到各类大小的公益捐赠，先声人始终不曾忘记自己的初心。也正是这样的初心，才能在无数个倦怠的时刻提醒我们要兢兢业业，为了患者的期待而不断前行。

凡是过往，皆为序章。先声还远未到成功，为了更好地服务我们的客户，我们需要深刻洞察组织存在的问题并加以改进。我翻阅了自己加入先声以来所做的一些工作报告，发现报告中出现频率最高的词语就是"改进"。追求卓越，永不停止。

我们要不断优化公司组织结构，持续改进以客户为中心的组织，梳理以客户需求为起点、以客户满意为目标的业务流程。我们不断改进公司绩效考核方案，从KPI到OKR，从请全球领先的麦肯锡提供战略咨询到向华为等优秀公司进行深入学习，确立了对奋斗者高度认可的绩效评价体系。我们不断改进客户关系、虔诚服务客户、成就客户。我们专注于先声的优势治疗领域，为患者提供更有效的治疗手段，全面确立了以客户为中心的经营理念。

记得初到华为公司学习的时候，我们对于华为"以客户为中心"的价值观理解很片面，但是听到分享的种种案例后，才明白知易行难！需要我们持续改变固有的思维模式、行为习惯，反观公司目前在客户管理与服务体系上，尚存在的差距较大。我们需要从两个方面改进客户管理和客户服务体系：一是借鉴和学习优秀企业的实践；二是在内部开展客户第一的价值观案例评选，总结提炼出有价值的方法，见贤思齐，快速推广，形成组织能力。

我们时常说先声唯一不变的就是"变"，或许会有人觉得"变得太多、太快了"，殊不知，这种主动求变正是为了更好地适应日新月异、快速发展的医药行业。面对外部环境的不断挑战，积极应对，改变自我。《决胜十年：谁是医药新王者》中形象地将如今的医药市场比作还剩半杯水的杯子："悲观者说，水只剩不多了，危机来了，心里焦虑忐忑；乐观者说，还有许多水；客观者说，还有水，不多了，不用惊慌，但需找水。可谓悲观者彷徨，乐观者自满，客观者自在。"为获得这种自在，我们必须精准地寻找到什么才是客户需要的，什么才是真正能帮助到患者的。说到底，一切的一切，都是为了满足患者的期待，这也是先声存在的唯一价值。

我们在这里讨论过去、展望未来，离不开对当下的反思。任总常常讲，要唤醒先声人自我批判的精神，认识差距，才能努力迎头赶上。

受制于公司的销售规模，我们的研发总投入已在逐年提升，但仍需加大力度；

受制于个体的认知水平，我们的客户服务水平提升缓慢；

受制于组织能力提升慢，我们的运营效率亟待提升。

"为了患者的期待，我们不能懈怠。"这句话镌刻在先声研究院的墙上，这句话让我们始终怀有不成功、不前行则愧对于患者的使命感和紧迫感，它是每一位先声人奋斗的起点，是先声塑造品牌的根基，是先声的希望和未来。雄关漫道真如铁，而今迈步从头越！让我们共同携手，为患者早日用上更有效药物而不懈努力，共同绘就先声的美丽新画卷！

恩瑞舒：创新生物药的
引进与上市

马妍　周鹤

2020年初，新年伊始，春意料峭，在渐浓的年味中传来了阿巴西普获国家药品监督管理局（NMPA）批准上市的好消息。十年，先声与美国百时美施贵宝（BMS）三次携手，我们的合作终于在中国土地上开花结果。

这是先声人翘首企盼的奋斗成果，是先声国际合作策略的里程碑事件，也为中国类风湿关节炎患者带来了新的希望。

引进历程——求索不止，外引内强

毫无疑问，创新药是患者之渴望，也是制药企业持续发展的驱动力。

为开拓创新的源头，先声多年来都在探索"开放"的模式。关起门来自研是一种选择，但不一定是唯一或最佳选择。先声的开放策略，是走出去，引进来，通过跨国合作，把我们的能力连接到全世界创新资源最活跃之处。

从2006年起，先声探索了多种形式的国际合作。合作者既有BMS等医药行业巨头，也有领先的创新型生物技术公司；合作产品包括创新药也有仿制药；合作模式包括研发、生产、商业化等各阶段的许可和合作，成立合资公司、投资并购、与合作伙伴达成战略联盟等；除中国权益合作外，部分产品还享有海外权益。

阿巴西普就是在该策略指引下引进的创新药物。

中国有超过2亿人患风湿免疫性疾病，但大多数患者还在使用副作用大的化学药物，仅有5%使用生物制剂治疗。BMS的风湿类药物阿巴西普具有独特的免疫平衡机制，是安全有效的生物制剂，尚未在中国上市，正是患者所需要的创新药。只是，BMS在中国扎根已有30年，要将阿巴西普引进中国，他们为什么选择与先声合作开发？

选择与先声合作，既是BMS秉持开放心态为其核心产品寻找最佳的价值实现路径，也是被先声包括从临床研究到商业化推广的能力，以及先声从上到下坚定的战略决心所打动，最终建立了双向的信任。

历时15个月的磋商谈判与双向尽职调查后，双方决定携手在中国推动阿巴西普的临床开发与商业化。自此，阿巴西普成为首个跨国药企与中国本土企业合作的重磅炸弹级创新药物，也是BMS首次将其主要产品之一交由本土公司进行中国的开发和商业化。

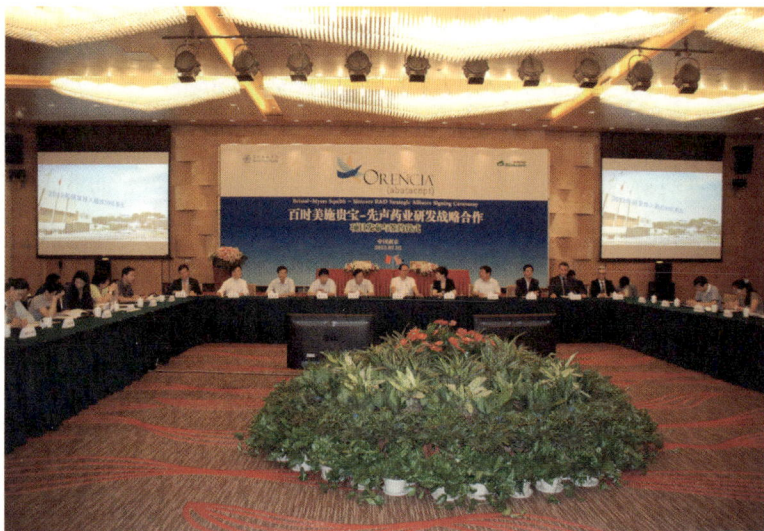

阿巴西普合作签约现场

阿巴西普在全球有多种剂型，包括干粉静脉注射、预充针和预充笔。那么，哪种剂型更适合中国的患者呢？

我们在与BMS以及中国临床专家的无数次沟通后发现，干粉静脉注射起效相对较快，但容易发生注射部位反应，而且对患者而言，每月两次去医院输液并不方便；而预充笔剂型虽然是欧美广泛使用的最先进剂型，但注射易发生漏液，对于价格相对昂贵的生物制剂，在还未广泛熟悉并接受该剂型的市场容易引起不必要的纠纷。经过调研和对比发现，预充针既有预充笔易用、安全性好等优点，又有干粉剂型损耗少等特点，最适合中国当下的临床需求。

开发历程——探索不止，信任铸就

根据合作条款，签约后由先声负责阿巴西普在中国的临床开发和注册。为满足患者的临床需求，先声争分夺秒，抓紧推进开发。采取了一系列又快又稳的举措令合作伙伴满意。

先声主动提议并提前启动中国临床申报材料的翻译和准备，使得项目组在合同签约后第二周就向CDE递交了临床申请。仅这一举措，较之通常在签约后才准备申报资料就节约了半年左右的时间。

基于项目组的充分准备，CDE审评同意了免除Ⅱ期临床开发计划，让先声得以同步开展Ⅰ期和Ⅲ期临床研究，大大压缩了整体时间表。最终研究结果也表明，在中国独立开展的临床研究结果与全球研究结果一致，既证明产品无种族差异，又通过确证性临床充分证明其有效性和安全性。

阿巴西普注射液是目前全球唯一以选择性T细胞共刺激调节剂为机制治疗类风湿关节炎的药品（CTLA-4融合蛋白）。为了让临床研究者对产品机制、既往研究结果等充分了解，给予患者更科学、更有效的指导，先声在不同阶段多次组织研究者会议，请美国的临床护士录制了药物注射视频，供国内的研究者和患者学习，还制作了详细的研究指导手册以及受试者指导手册，确保药物的正确使用。每次阿巴西普全球研究结果发布，先声会第一时间将其更新至研究通讯，发给全国研究者及项目团队。

通过上述努力，使中国研究者对于这项研究有更加充分的认识，也更加认可，Ⅲ期临床研究期间平均每月入组40余例患者，在保证研究质量的同时也保持了较快的入组速度。

在CDE关于境外数据利用和有条件批准的相关政策明朗化前，项目组结合阿巴西普全球研究的结果，以及在中国独立开展的Ⅰ期临床研究结果已证明无种族差异的情况下，大胆提出并采用滚动申报的策略。项目组于2018年2月向CDE递交了Pre-NDA沟通申请，申请基于中国独立开展的Ⅰ期临床研究结果及Ⅲ期临床主要终点，结合阿巴西普在全球的研究数据支持滚动申报审批，顺利获得CDE的同意并于2018年6月成功向CDE递交了BLA申请，比原始申报计划提前了6个月。

然而，任何事不会一帆风顺，新药开发更是如此。由于是第一次尝试如此复杂的新药开发的国际合作，其不仅涉及生物新药注册报批的各类细节要求，还涉及BMS全球供应链的安排和内部职能的协作设置，面临的困难和问题层出不穷。只好去一一解决。

申报临床后，中检院相关流程需要BMS及时提供相关资料，而这些支持并未在BMS的原先预期中，尚无现成的支持体系。深恐耽搁进程的项目组，联系双方高层召开紧急会议，共同分析了中国监管要求的特殊性，解决协作问题刻不容缓。BMS并未要求冗长的论证，就采信了项目组的汇报，果断拍板建立新的联盟协作机制，对供应链做适应性调整，总部和中国均加设各类职能对

Communication Guidance Document
For Joint Development Committee (JDC)
&
Collaboration Working Team (CWT)

Version Date: 16 Dec 2013
Version Number: 1.0

Orencia ® (abatacept)-RA

联盟沟通手册

接人。基于及时、全面的分析和改革的魄力，难题迎刃而解，也诞生了双方各自的第一本中英双语版《联盟沟通手册》。

上市前的尽职调查——持续对齐国际标准

临近阿巴西普申报上市，BMS提出阿巴西普的营销和供应还需符合BMS的合规要求，因此先声需经过BMS的尽职调查后，方可正式进入阿巴西普商业化阶段。

因此在2018～2019年，BMS分别对先声的合规和供应链进行了系统全面的尽职调查。即使我们已有符合中国标准且较为完善的体系，但面对尽职调查时仍存在大量的挑战。

语言是第一关。尽职调查是由BMS美国总部发起并执行，无法理解中文。然而，尽职调查涉及所有职能系统和大量员工，甚至包括外部供应商，全部沟通乃至文件都采用英文实际上并不现实。我们设计了"中转站",由中转站人员与BMS沟通并接收英文材料,翻译成中文后组织跨系统讨论形成回复材料中文稿,供内部审核确认后再翻译成英文发送给BMS,循环往复。中转站的最大挑战之一就是大量的翻译,而且每轮交流时间极为紧迫,加之外部翻译保密性和准确度不够反而会因审核耽误时间,只能自己补充人力。那段时间,常常需要半天内完成几十页的专业文件翻译和校对。BD以及各相关部门的年轻同事踊跃加入翻译大军,海外BD和国际制药组成的海外军团则接力中国同事进行校译,跨国24小时协作,极高效地完成了10多轮的尽调沟通和伴随的海量翻译。

中国和海外市场的差异是第二关。由于中美政策法规和市场的差异,BMS总部的一些标准和要求在中国根本无法适用。是因地制宜,还是僵化否定,需要充分的主动沟通和交流,帮助合作伙伴全面理解中国的政策法规和环境背景。先声团队进行了大量的梳理和材料整理,与BMS进行了数十次讨论,最终双方达成了共识。

BMS的国际超高级别要求是最后一关。先声原已符合中国行业标准,后续又对阿巴西普相关的监管和合规体系进行追加升级。尤其在供应链方面,阿巴西普需要全程冷链,尤其第一个国内药企进口的抗体类生物制品,冷链跨国运输和进口通关几乎对应了最复杂也是最严格的药品供应链要求,没有任何先例可供参考。面对如此巨大的挑战,供应链部门没有退缩而是无比振奋,通过不断学习、与BMS及同行大量研讨、软硬件及时做适应性更新，最终达到了双方的预期标准。2019年，BMS对先声物流中心现场审计成功通过。至此，尽职调查最后一项宣告完成。

商业化阶段协议——全面对接国际化团队

尽职调查的同时，临近阿巴西普的上市，商业化阶段所需的商业化协议、供应协议、质量协议等各类协议也必须同步修订更新。

合同也同样面临中美环境与政策差异，每一个合同细节都对应一个实际操作场景，都需要与BMS相应职能部门进行中国相关政策法规的介绍以及双方进行可行性方案的讨论。在此阶段，先声成立了负责阿巴西普商业化和供应链的专门团队，与BMS总部相应职能全面对接。特意安排参与合同谈判的职能团队即为未来的执行团队，因此此举不仅促进了合同谈判的效率和可操作性，而且使得双方执行团队通过介入合同洽谈而实现提前对接协作，为通力推进阿巴西普的商业化打下良好的基础。

跨国联盟的合同谈判，夜间电话会议本是家常便饭。更不巧的是，合同谈判的关键阶段正逢中国春节假期，谈判组主动放弃假期，从年三十到大年初七，白天连线我们的海外律所，晚间上线与BMS团队洽谈，既为商业化准备赢得了更多的时间，又给合作伙伴留下了先声都是奋斗者的深刻印象。

持续奋斗，让患者早日用上更有效药物

在引进阿巴西普后的这些年，当初的选择仍在不断带来新的意义。阿巴西普经过美国国家真实世界研究和欧洲研究数据表明，对于ACPA阳性患者具有疗效和反应率优势，并且具有为临床提供精准治疗和疗效预测的潜力。为推动这一创新药物上市的奋斗者们，对此无一不感到欣喜。

历经风雨，迎来彩虹。在阿巴西普获批之际，北京协和医院风湿免疫科主任曾小峰教授表示："阿巴西普是针对CTLA-4治疗类风湿关节炎的一个创新生物制剂，在国际上已经得到广泛应用，其独特的作用机制带来的临床获益显著。在中国开展的阿巴西普III期临床研究与海外临床研究结果一致，相信这个新产品的上市，将为我国的类风湿关节炎患者带来新的治疗选择。"

期待阿巴西普在中国上市后，能够更快更好地惠及患者，实现我们奋斗的初衷：让患者早日用上更有效药物。

恩瑞舒，是先声人持感恩之心，心许祥瑞之愿，愿舒患者之疾。

胡爽，黄楷对本文亦有贡献

制药人的光环、汗水和泪水

陈为功

先声药业成立以来，制药能力经历了从弱到强、从简单到复杂、从国内到国际的发展过程。随着业务的成长，如今的先声药业已经成为拥有多个生产基地、多条生产线、多个产品的复合型组织。相比于20多年前仅有咳喘宁口服液等少数几个品种，现在生产线上的产品数量众多、剂型纷呈，如今南京、海口现代化制药车间已通过了国际认证。这些变化的背后，是一项项技术的集成、一个个产品的积累。先声制造，从孩童时的蹒跚学步到如今25岁的昂首阔步，每一次蜕变，都是化蛹为蝶，每一次成长，都是鹰之重生。

一种无菌技术的习得

先声的制药之路始于口服药品，以再林（阿莫西林颗粒）和咳喘宁口服液为拳头产品的产品组合辉煌了多年，之后，又有了安奇（注射用阿莫西林钠克拉维酸钾）。长期生产口服制剂的先声,突然意识到自己面临无菌生产考试似乎还没有完全准备好。今天,TSB验证(无菌工艺模拟验证,一种逐瓶检验无菌生产环境微生物污染水平的方法)已经是无菌药品生产常规的技术控制要求,但在2005年仅有部分外资制药企业采用。很难想象,当时为了测试安奇无菌工艺过程的污染水平,我们将灌装线上成千上万个空西林瓶取回到无菌实验室,然后对其一个个注入无菌培养基进行培养观察,多少人在铝盖的开启和闭合过程中磨破了手套和手指,付出了艰辛。现在看来,正是在这些简单的工作中,经历一次次磨砺后,开启了先声制药人探索微生物和无菌药品生产的新征程。

东元安信(注射用比阿培南)生产车间,是先声人自己建立的第一个无菌原料和无菌粉末分装车间。当时安信作为首仿急等上市,但在粉针剂的TSB验证过程中,培养结果一次次超标。这就说明无菌生产线还达不到无菌保障生产的要求,安信无法生产。一次次的技术改进、一次次的清洁和消毒灭菌,几乎检查了生产线上的每一台设施和车间洁净区的每一处空间,寻找着问题的根源。由于每次培养过程需要等待14天,每一次等待都是一次煎熬,如今已记不清那4个月是如何度过的,只记得在经历第13次验证后,终于真正得以通过。

现在,TSB验证在正常情况下可以每次通过。然而,没有磨破双手的痛苦、没有13次的锥心煎熬、没有追求极致的坚韧,先声无菌制造体系怎能长大成熟?

一个产品的落地

制药能力的提升，不仅仅是在局部的技术积累，更在于企业综合管理能力的提高。产品，药企的价值所在。无论是来自研发机构的新产品，还是来自BD部门的并购，产品落地工厂都是一个接力赛跑的过程，体现了企业的驾驭能力和成熟度。如今，先声制药业务正在转化的品种有五六十个，可见产品落地能力有了大幅度的提高。然而，回顾企业发展的不同阶段，曾经要拥有一个产品是何等的艰难。正是这些产品，在特定阶段支撑着企业的发展，发挥着独特的作用。

舒夫坦（瑞舒伐他汀钙片）是先声率先通过质量和疗效一致性评价的品种。这是先声在天津并购的一个品种，按照合同约定，在塘沽的药品生产及当地药政的合规工作全部由先声自行组织。在一个完全陌生的环境里，先声人克服各种困难用6个月的时间完成了舒夫坦生产、GMP认证、文号转移、上市宣传文案报备等工作。没有设备，即从南京运去；在零下二十多度的环境下，厂房技术夹层的自来水结冰，马上拆了重新铺管路。记得在最困难的时候，也有部分人员产生过动摇，如果不是对产品的极度渴求，不是制药高层领导的坚定信心，则几乎不可能在2009年春节那场暴雪来临前如期完成各项工作，把药品和人员从天津顺利撤离。那满载50多名员工的东元班车从塘沽出发时的景象至今留存脑海。

2009年也青（扎拉米韦吸入粉雾剂）的注册，为了赶制在禽流感疫情下呈报国家药监局的紧急汇报材料，在接到任务后，从异地出差途中立即日夜兼程、不辞劳苦地返回南京，在凌晨5点多到厂里开始着手写材料，早上8点多开始汇报。正是这次成功的沟通汇报会，为也青在国家药监局顺利获批奠定了基础。

为了探索必存（依达拉奉注射液）的优化工艺，实验人员在2个月内试验了130多种工艺处方条件，人员和设备都日夜兼程运转，最终保证了必存的质量，使期在同类产品中处于领先地位。

在企业成长的过程中，每个产品都是经历不同阶段所付出的心血和劳动的结晶。大家用心浇灌了，它们自然会报之以鲜花和微笑。

一次国际化的考试

通过欧美GMP检查，产品进入欧美市场，几乎是当下制药人的梦想。值得自豪的是海南先声的蒙脱石原料药和制剂已经先后通过欧盟的GMP检查，产品正式批量进入欧洲市场销售，先声东元的口服固体制剂也已取得进入美国市场的准入。面对这些如同"常青藤名校"的"录取通知"，我们也不能忘记"备考"时的艰辛。

海南先声曾经为通过欧盟GMP的检查而准备了6年，已历经无数次内部检查、咨询公司的检查和外聘专家的审计。于2009年，三亚蒙脱石原料车间，第一次正式迎来了欧洲的GMP检查员。但一个原本不在检查计划内的仓库，让这次审计蒙上了阴影。尽管全体员工通宵达旦完成了数百吨物料的梳理和处置，但依然未能令检查员满意。第一次起飞，即遇到了暴风雨般的挫折，让先声制药人真正理解什么是国际质量规则。

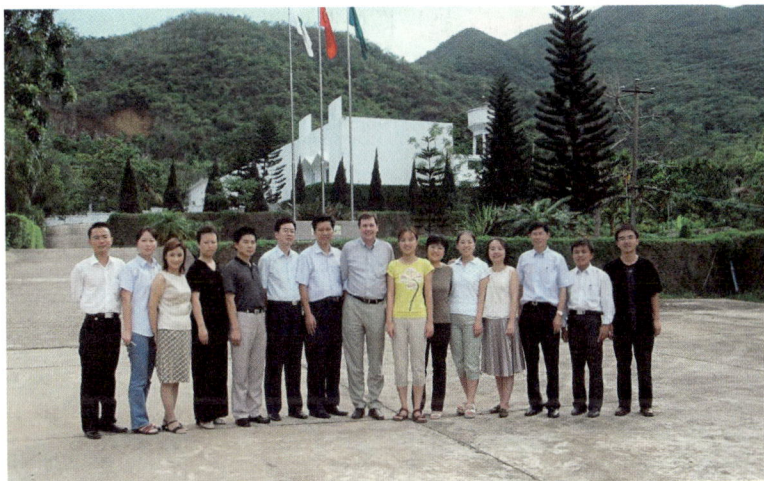

三亚工厂第一批参与蒙脱石原料国际认证准备的人员

2011年，必奇（蒙脱石散）准备申请欧盟的检查，资料准备完毕后，数位业界有名的专家应邀前来做最后的诊断。3天的检查，检查组的结论是：员工英文水平可能无法满足欧洲GMP的检查要求，难以通过欧盟官方的正式检查。在此次内部评估后，海南先声人全面加强相关专业英语的训练，认真准确认证材料，仍按原定计划向欧盟提交必奇的GMP认证申请。从提交申请到专家现场检查的，3个月等待时间，每一天都在不可为而为之的挣扎中度过，放弃几乎是当时大家嘴边的一句话，但最终没有人言弃。

在大家共同努力下，最终通过了官方的现场审计！在迎来了掌声和鲜花的同时，没有人知道，当通过的消息传来时，一位主要质量负责人正在驾车，她慢慢把车停靠在路边，嚎啕大哭了多时。

通过必奇制剂的欧盟GMP认证，让先声制药人学会了自信，学会了坚强！

美国食品药品监督管理局（FDA）的检查也让先声制药人留下刻骨铭心的记忆。面对无数次内部和外部的检查与审计，面对成百上千条改进项目，大家内心里也不是没有烦躁和抵触。"记住，在通过FDA检查之前，我们如同小学生，老师讲啥，搬个小凳子坐下来认真听、认真记"，记得是一位主要负责同事的质朴话语统一了大家当时的认识。

以塞来昔布胶囊ANDA为契机触发东元厂检后，在仅仅一年时间里即迎来了FDA的现场检查。最后，现场零缺陷的结论是对无数付出者的最好回馈。

FDA检查项目告诉先声制药人：脚比路长，只要认准了目标，坚持努力，就一定能够抵达胜利的彼岸！

　　却顾所来径，苍苍横翠微。回望先声制药业务的发展历程，确如人生之成长。成功的光环下，汗水和泪水唯有自己知晓。成长，就是痛并快乐着。只要胸有明灯，一定是踏歌而行。

　　致敬每一位为先声事业奋斗的制药人！

阿比多尔攻坚战

余庆祝

自新型冠状病毒肺炎爆发开始，海南先声就在集团的统一部署下，展开了紧急生产。2020年1月20日，分管集团制药业务的程向华副总裁亲自布置了春节期间的生产任务，对原材料供应、生产、检验、储运等各个环节都做了周密部署。海南先声药业总经理陈为功在接到任务的当天即从南京返回海口，亲自动员员工春节期间加班生产，并部署后勤保障工作。通过与每一位员工逐一沟通，许多生产一线员工舍弃与家人团聚的机会，立即参与到抗击新冠病毒的战斗中。董事长在1月21日晚专门打电话询问生产情况，一再强调要确保安全生产，保证质量和产量，照顾好员工。

由于医疗机构对抗疫药品再立克（盐酸阿比多尔分散片）的需求猛增，为保证市场供应，公司上下积极响应国家市场监督管理总局、国家卫生健康委、国家工信部等各部委的号召，春节期间，集结了海南先声制造部、质管部、市场部、物控部、采购部、工程部、人事行政部等各部门共约50人的特别行动小组全部无休，保证24小时不间断生产，共计加急生产再立克800件约200万片。通过顺丰专门物流送到了武汉定点医院及相关医疗机构，并陆续发往北京、上海、广东、浙江、山东等27个省、直辖市、自治区共计300家医院，用自己的行动践行了"客户第一"的价值观，也充分体现了先声人的奋斗精神。

逆行取货的身影

从生产计划提前到后期疫情暴发，再到春节假期不停产，再立克的供货压力不断加大，而首先面临的即是如何解决原料药供应紧张的难题。国内盐酸阿比多尔原料药的生产厂家只有两家，虽然已经提前签订了购货合同并于前期预付了足够的货款，但由于遭遇突如其来的疫情，使得原料药的市场需求激增，供应商的原材料库存不足，供需矛盾凸显。为确保再立克原料药供应万无一失，公司决定委派采购部胡海涛亲赴石家庄现场提货。接到任务后，胡海涛立即着手准备工作，并于2020年1月22日（腊月廿八）乘高铁赶往石家庄。临近春节，国内物流全面停运或延迟，胡海涛在途中一边积极与供应商沟通，一边协调物流运输事宜。他到达石家庄之后，第一时间赶到约定的地点及时与供应商见面，经过两个小时的沟通，最终供应商同意于1月23日一早按双方约定数量的将货物发出。1月23日早7点，胡海涛赶往100公里外的发货工厂，亲自将100公斤原料药装上车后才离开石家庄。

在海南先声国际业务部经理林杰的协助下，通过国际物流公司，在最短时间内完成空运鉴定报告并将原料药于1月25日顺利从北京空运至海口。

母亲住院坚持守岗的车间管理员

2020年1月25日，我在车间巡查时遇见车间管理员王孝青，在谈话中得知他母亲患脑卒中入院，我当即表示让他赶快回家，但他却推辞说已经安排他爱人和父亲一起在医院陪护。我们可爱的同事并未过多提及家里的困难以及母亲的情况，但是我依然从他的眼神中看出了不安、焦虑和些许愧疚。他告诉我，这些天他看到公司各级人员都在为保障生产而持续工作，自己于是与爱人和父亲商量好就来车间上班了。他说："想到我们每多生产一盒药品，就可以多帮助一个患者，那么我们辛苦一点、累一点也是值得的，家里人也十分支持。"

每一位奋斗的先声人背后都有支持他的家人，我们可爱的同事和他们的家人用自己的微光点亮前路，铸就不平凡的传奇之路。

夜晚十点的实验室

2020年1月29日晚，在海南先声药业有限公司实验室内，检验员张雪娇仍在标记用来盛装药品样本的小瓶，为质量检测做准备工作。原本在家中休假的张雪娇接到再立克生产通知后第一时间返回到实验室。作为医药人，张雪娇深知此时再立克对于患者、医护人员，甚至国家的重要性。她希望通过自己的努力，做好前线医护人员的有力"后援"。由于检测量太大，为了确保用药安全，张雪娇每天早上8点半上班，晚上10点以后才下班，完成了所有的质量检测。

张雪娇在接受海南电视台记者采访时表示："前线有很多医护人员，他们比我们伟大得多，所以，我也希望自己能够保证他们的弹药充足，让他们能够救治更多的患者。虽然工作时间很长，工作强度也比较大，但是看到自己检验的药品能够源源不断地供应到抗疫一线，让更多患者有药可用，我心里觉得很高兴。希望这次疫情尽快过去，希望那些患者能够尽早地康复，这是我最大的愿望。"

诸如此类的故事还有很多。我本平凡，汇聚微光，海南先声的同事们用奋斗精神实现了一个个小目标，我们并没有做什么轰轰烈烈的大事，但是大家都在贡献自己有限的力量，为了战疫，拧成一股绳，夜以继日地奋斗在自己平凡的岗位上。

以奋斗者的姿态拥抱生活

张荣

　　制剂平台的林巧平，加入公司14年，辛勤耕耘，将青春奉献给她所热爱的药物研发事业。一致性评价对很多药企来说生死攸关，2017年我们率先通过BE正式评价的两个项目都是她担任项目经理。奋勇拼搏，锐意进取，带病坚守，视项目为自己的孩子一样时时刻刻放心不下。多少个日夜带领团队攻坚作战，多少个同事被她感动，全力以赴，最终迎来了项目胜利的曙光。

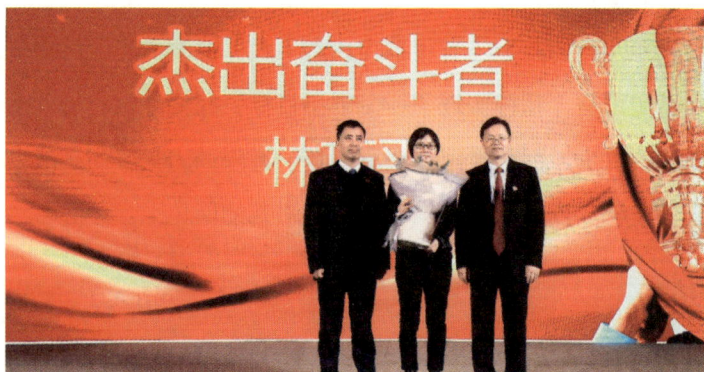

2018年初，南京研究院制剂平台的林巧平荣获先声集团首个"杰出奋斗者奖"。从左到右依次为：冯洪刚、林巧平、任晋生

记得2016年11月份，她急匆匆地来到我的办公室，把一份瑞舒伐他汀钙的资料放在我面前，说："张荣，你有经验，帮我看看这预试验结果，能不能上正式试验，如果可以，能不能尽快做起来？"我们一起分析试验结果，结果提示制剂不错。林巧平立刻请示公司领导召开项目会，在会上分析了结果，也说了我们的试验计划。直到会议结束，公司领导没说同意做，也没说不做。她对我说："领导不否认那就是默认，不做等死，做了还有机会活着，有事我俩一起扛着。""好，那就干！"我们迅速达成一致，立刻准备正式试验，哪怕再多困难也要把项目往前推进。

还有一次，临床实验紧急需要一些费用，公司打款一时还没下来，林巧平知道后，二话不说马上通过她的个人账户打款2万元到我账上，解了我的燃眉之急。

在项目推进过程中，她作为项目经理尽心尽职，除了她所直接负责的CMC部分，对于临床工作她也密切关注。在一次做阿莫西林胶囊预试验的时候，我们早上7点就开始试验，林巧平突然出现在试验现场。试验在江宁进行，而她家在鼓楼，这就说明她早晨6点不到就出发了。看到她悄悄地来，陪着大家一起管理受试者，记录采血时间，我们既意外又温暖。试验做完，她对我说："你们做得非常认真，这下我就放心了。"

到了6月中旬，瑞舒伐他汀钙开始正式生物样本分析测试，一共有32例受试者，大约每天能出来8个受试者的结果。那几天，她在南京、海南两头跑，密切关注着测试中心的情况，还让我一定要随时告诉她测试结果。试验第二天，16个受试者测试结果出来时，没有等效；第三天，24个受试者结果出来，虽然好了很多，但依然没有等效。我们都知道，和预试验相比，正式试验的受试和参比制剂的批次都有变化，我们也预测到结果会偏高一些，但当时还是决定一搏。

林巧平研究了两天的溶出数据，结合已有的试验结果，她判断等效可能性还是比较大的，预计GMR值会高出10%～15%。最后一天测试，28个受试者结果出来时，好了很多，但是离等效还有一点差距，就剩最后4个人了，这是最后的机会了。我俩晚上通了电话，我强作镇定地对她说："你放心，最后4个人数据肯定能把值拉回来，应该能等效。""好的，我相信你。"她没说太多，我们互相又打了打气。到了第二天早上最后4个人数据拿到，结果等效了。上限标准是125，我们是122.35，只差不到3个百分点，涉险通过，最终GMR高出14个百分点，和林巧平预测的也差不多，我们长舒一口气。她这才告诉我，她在等结果的这几天一直都很牵挂试验能否成功，乃至夜不能寐。

后来到了阿莫西林胶囊项目，也是历经波折。处方工艺若干次修改，在正式实验前由于变更了原料供应商及制备工艺，时间紧迫已经来不及再进行预试验了。林巧平立即组织项目组同事，进行多条介质的溶出曲线对比，并分析此前预试验的结果，进行风险评估后，决定直接进行正式试验。最终顺利通过BE。到了分析测试的那几天，她希望每天都向其通报结果，我说："就不用了，等我直接告诉你最终结果就好了，要不然你又要睡不好了。"她说："你还是告诉我吧，否则我根本睡不着。"看到两个项目顺利完成，我俩也是不打不成交，我和别人开玩笑说："我俩争论的最多，这两个项目也做得最快最好，看来以后我俩还是不能太和气了。"

正当我们期待更多的合作时，她却被重病袭倒，在8月份检查出患有晚期肺癌。一开始她没有告诉任何人，大家都蒙在鼓里。后来通过朋友知道情况，我前去医院看望她，本想安慰安慰她，她却和我谈起了工作，问我临床结题收尾工作开展得怎么样了，其他一致性评价项目进展如何，有没有困难等，我一一作答，她面带微笑看着我，一点都看不出是生病的样子。我还是忍不住问她，为什么要瞒着生病的事，她微微低着头说："放不下工作，要是说出去了肯定就让我休息了。反而是手上有事情做，会觉得更舒心些。办公室座位一定要帮我留着。"说到这里，她的眼眶全都红了。

在此后的日子里，她一边做着化疗，一边通过电话、邮件、微信安排工作，跟进项目。在她有序的安排下，各个模块的同事都各司其职，工作有条不紊。虽然她因为药物治疗已经是满脸红疹，体能消耗极大，但仍然定期来到公司和大家进行交流。由于靶向药物的副作用，她得了结膜炎，一看电脑就眼泪汪汪，但她仍坚持撰写申报资料。有时电话里和她讨论工作，电话那一头正在化疗的她气喘吁吁，但她也要坚持把事情说完。她从不提自己的病痛，在大家面前总是一副若无其事乐呵呵的样子。我问她："工作上有事能不能给你打电话啊?"她回答说："尽管打，没事，好着呢!"我又问她："瑞舒伐他汀钙的临床资料我们已准备得差不多了，制剂的资料现在谁在写呢?"我以为她肯定交接给了别人，她却说："我在写呢，一直是我在做，半途交给别人也不好。"大家都特别担心她的身体，她却一脸自信和乐观地说："一线治疗后有二线，二线后有三线，现在治疗手段多着呢。"

先声的瑞舒伐他汀钙和阿莫西林胶囊已于2018年10月和2019年12月分别通过一致性评价。林巧平啊，你是这两个项目当之无愧的最大功臣。在我们感到迷茫时，得到过你的笑容，在我们遇到困境时，得到过你的力量，当我们获得成功时，更希望与你一起尽情分享。在努力前行的道路上有你相伴，真的很好。

在开放奋斗的道路上坚定前行

彭少平

2020年，是中国医药大环境发生深刻变化的一年，医保局集中支付、仿制药"4+7"集采的全面实行，对国内大多数企业影响巨大。药品成本尤其是原料、辅料、包装材料的成本控制，成为各企业的核心关注点。

过去多年中，先声药业专注于制剂研发、生产领域的深耕细作，原料药板块稍显薄弱，突如其来的集采降价风波，牵涉到仿制药管线的多个产品，我们究竟该如何应对？先声人唯有继续选择开放奋斗，才能合作共赢。

拆掉"部门墙"，挑战不可能

南京研究院合成室，是我在先声的第一个工作岗位。一年以来，外部环境风云激荡，合成部门的业务状态也从波澜不惊到逐渐沸腾，挑战、超越标杆企业已成为部门每一个员工的誓词。

经过短期阵痛和一年艰苦卓绝的工作，我们在不断刷新纪录：原料药开发速度缩短至5个月，超过行业平均的8个月；原料药晶型研究深入到粒径、晶习等技术深水区；攻克业界公认的高难度原料药工艺……

在实现超越的过程中，每一天都有超出自身能力的困难，都会面临"不可能"的任务，但大家均能够主动、自发地开展跨部门、跨领域甚至跨公司的合作。

新冠肺炎疫情下的2020年农历新年，是一次特殊的新年，也成了很多人心中特别的春节。在医护人员的"逆行"赢得全社会赞扬的时候，在我们的身边也有这样一群人，他们没有返乡，而是选择成为战"疫"中的一员；他们在接到通知后，从回乡的路上半路折返；他们马不停蹄地从家乡归来，在年三十、大年初一重返战线。为了将有效的药物尽早送到抗击疫情前线，连续十几日，他们中的很多人都未曾完整休息过一天，穿梭于仪器和试剂

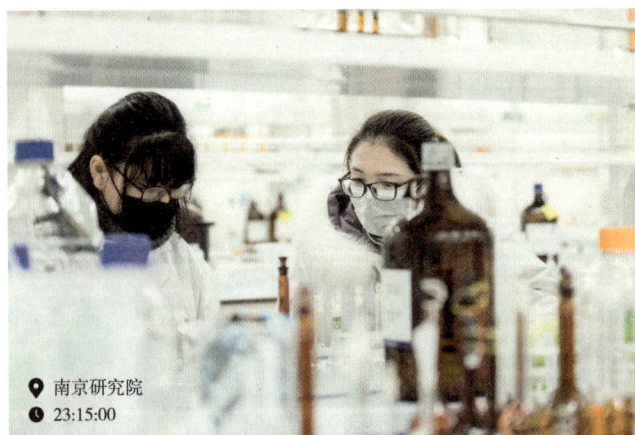

南京研究院
23:15:00

瓶间，持续奋战在实验室。他们是南京研究院阿比多尔攻关小组，也是我们身边的最美"逆行者"。

1月20日，新型冠状病毒感染的肺炎被纳入《中华人民共和国传染病防治法》规定的乙类传染病，并采取甲类传染病的预防、控制措施。当天，在"武汉协和医院和北京朝阳医院发热门诊当前处置共识建议（张劲农、郭树彬编写，2020.1.20）"中，建议了包括使用阿比多尔在内的联合用药方案。而此时，由于需求量巨大，先声海南工厂也传来再立克®（盐酸阿比多尔分散片）原料断货。

面对巨大的临床缺口和患者的需求，谁能抢先拥有阿比多尔的原料药优势资源，谁就能占据先机。自主研发阿比多尔原料药迫在眉睫，项目必须紧急启动。在这场生命的争夺战中，如何赢得更多的时间和机会，考验着阿比多尔项目组每一位成员。

1月23日中午，按照高级副总裁夏金强博士和副总裁程向华的部署，我代表项目组发出紧急通知，号召南京周边的组员返程助力项目进展。据初步统计，春节期间项目组复工人员近40人。当晚，来自合成、分析、制剂等的各负责人连夜进行讨论，确定了方向、实验方案等，也预判了可能出现的困难。

除了时间紧急外，项目组用于质量研究和验证的原料还存在缺口，正逢春节假期，很多原料工厂停产，物流停运，采购原料显得难上加难。

由于国内的原料药供货紧张，采购部副总监茅婷婷在收到项目组的需求后，紧急让团队的小伙伴出差到各个现场蹲点抢货，与供应商多次联系，保证物料供应。春节期间也时刻不停，在全球范围内寻找，联系国外货源。"我们找了三家原料药供应商，其中一家已经购进。由于国内快递都停运，我们也想了各种办法，寻找各地营销同事在当地取货，营销同事薛羽、魏珂等派人派车，在高速路口随时准备接力传送，确保不影响研发的进度。"茅婷婷说。

"所有人连续多日奋战，大家像是在心里统一调整了下班时间一样，几乎每个人都是忙到凌晨以后才回去，有时候还会忙到两三点。他们中的很多人几乎是两点一线，实验室和会议中心间来回奔走。"合成平台副总监庄银枪介绍。在群体奋战下，合成平台的11位同事利用7天时间做到百克级的样本，将原本需要两

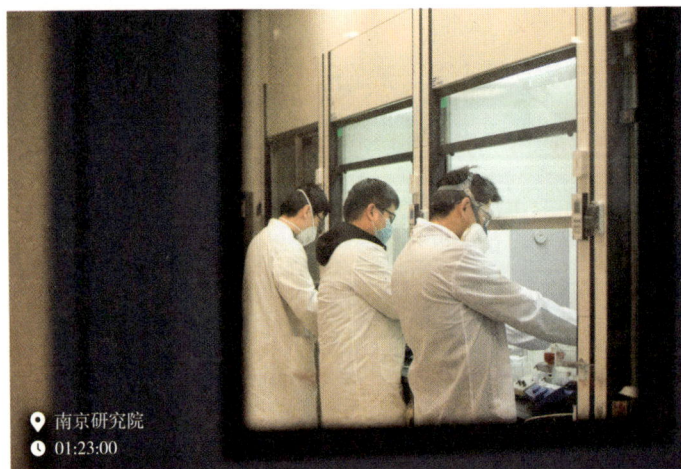

南京研究院
01:23:00

个月完成的工作压缩到7天完成。

挑战很大，压力也很大，但每个人都在以最佳的状态应对。"一开始都不敢相信我们能做到，时间太紧张了，工艺上也有很多困难，我们很多人都是第一次做。很感谢经验丰富的'师傅们'，一直在鼓励我们，带着我们解决一个又一个技术难题，相信这是一个好的开始。"合成六组的薛其俊说。

人生中最难忘的一个除夕

1月24日，七八位住在公司的同事在食堂吃了一顿年夜饭，席间几位青年研发人员还在热火朝天地讨论工艺进展，这可能是他们人生中最难忘的一个除夕了。

年三十，刚入职一个月的合成六组组长李因强和我一起从上海赶回了南京。他说，工作17年，第一次遇到春节加班。李因强在这个项目里主要负责合成路线的攻关，从筛选路线、确定路线到优化路线。这一次，他也足足地过了一把"英雄"的瘾，家里人非常支持他的工作和选择，在妻子眼中他已然是一名疫情背后的英雄了。

在很多人眼里，这也是最有意义的一次春节，最热血的一次加班。

合成一组的徐周偁说："当时，我正好和家里人在返回南通的路上，接到通知发现我还可以为疫情贡献一份力量，很激动。

在职业生涯第8年，第一次遇到这样的事情，犹记得'非典'时，我还是学生，什么忙都帮不上，现在我读了药学，能帮上一点忙了，还是很兴奋的。就带着家人折返，索性在南京过年了。"

合成一组的吴晖说："收到通知时，我刚到安徽黄山的家中。工作的第5年，第一次感觉自己离患者那么近，我们的药物是市场上急需的，是患者们最需要的，使命感告诉我，我必须得回来。"

合成三组副总监张雁说："1月22日下午，武汉同济医院发布《新型冠状病毒肺炎诊疗快速指南》，阿比多尔作为经验疗法药物选择之一。这对患者和药企来说都是利好的，尽管时间紧急，但我们研发人义不容辞回来奋战。对我来说，这个春节是最有意义的，职业生涯的第11年，第一次春节加班，没有陪家里人团圆，他们也都很支持，因为我在做利国利民的好事，都催着我赶紧去呢。"

分析一组药物分析科研员王维元入职不满半年，接到通知时刚把家人送回盐城，年三十又孤身一人从盐城赶回公司，在实验室一直忙到晚上8点多。分析室高级总监李薇谈到王维元时说："作为阿比多尔项目分析核心人员，他把重任扛在肩上，深夜总是要等到合成样品检测完才愿意回宿舍。连续高强度工作多天，我们3次安排他调休一天，可第二天早上他又出现在实验室，还开玩笑说要想让王维元休息只能没收他的工卡。"

分析一组化学分析组长雷晓雪主动要求承担阿比多尔原料药的研发任务，大年初一她从淮安赶回公司，带领8位组员协同奋战。作为项目分析的核心，她连续12天无休，只为保证项目顺利推进。

此外，还有很多分析室的小伙伴自愿放弃假期，主动请战。反向工程组化学分析组长李兴明看到群里紧急通知招募志愿者，二话不说就把回老家的车票退了，志愿加入项目组，与合成的同事开会讨论到晚上11点多。作为分析室的技术高手，他身兼多职，哪里需要他就去哪里，在多个实验室间奔走，解决多个技术难题。"为了全身心地投入工作，从2月1日开始，他收拾了几件衣服申请住到宿舍，已经连续几天没回家里了。3日，他又接下了另一个抗病毒新项目的中控，两个项目同时参与。"李薇介绍。

用绝对的奋斗实现输出

2020年2月3日，正月初十，面对新冠疫情最新的临床需求，南京研究院的另一个抗病毒药物研发项目紧急启动。合成平台刚刚完成阿比多尔为期10天的快速攻关，又马上投入了新一轮难度更大的奋斗中。

本次产品原料生产难度特别大，合成路线有12步，需要控制多个手性、超低温反应、无水无氧操作、氰化反应等。项目初期不仅缺乏合成中间体，也没有成熟的工艺路线，合成平台需要在一无所有的基础上，在最短时间内打通路线，制备起始物料，同时进行工艺开发，批量生产合格的原料药。

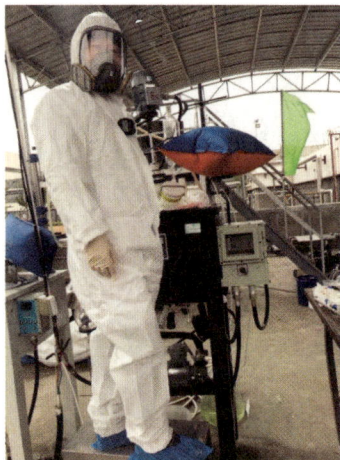

克服不利条件，完成危险反应

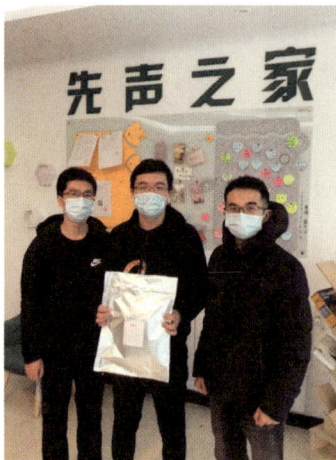

珍贵的第一批原料

根据部署，项目组划分成了数个小分队，分别针对起始物料和原料药进行合成研究，同时对杂质进行快速制备。每一个合成步骤都是一个小团队，完成中间体制备后，马上传递到下一个步骤，逐级打通，逐级放大。

起初，大家集体工作到凌晨12点。进展到关键节点后，全平台开始了24小时轮班。经过近20天的奋战，所有人员又分为研究院、东元两条战线，推进放大备料和工艺验证。终于，在40天内，合成平台克服物料短缺、人员短缺的困难，从无到有，打通了起始物料和原料路线，制备公斤级原料，获得了合格产品。

在这一个多月的奋斗中，为了创造不可能，每个人都承受了空前的压力，展现着研发人的英雄本色。一组的夏治停身先士卒，打响了在东元备料的第一炮；偶联反应在整个合成步骤中工艺最难，耗时最长，二组的周卫祥通过不断地尝试，提高了产品的纯度和收率；氰基化是比较危险的反应，对实验技能要求很高，面对挑战，胆大心细的四组组长李瑞带头完成任务；庄银枪、朱溪、杨少宁等管理人员承担着风险最大的投料工作；一组的吴晖多线作战，在快速打通了两步路线后，将工艺顺利交棒；五组的孙建白班夜班都职守在车间，把控住每一个风险点，直至交出合格的起始物料。原料的工艺验证是整个合成的收尾，也是最关键的阶段。五组组长肖承涛带领团队奋力前行，面对有关物质、晶型控制等关键检查项，在最后关头硬是顶住压力，将关键杂质降到了最低，交出合格的API。

在此次攻关中，发生了许多感人的故事，涌现了许多"关键先生"和"英雄人物"，他们用绝对的奋斗，提升了先声在业界的口碑，践行了"让患者早日用上更有效药物"的企业使命。

下一个25年，在践行奋斗的道路上，我们仍需持续地保持思想上的开放，不断挑战"社交恐惧"，走出舒适圈，拆除自我意识的厚墙。我相信，只要坚持永不停止地自我挑战，满心欢喜地接受外来挑战，终将实现真正的开放奋斗。

爱延续，再出发

高菲菲

2020年3月28日，先声药业迎来了成立25周年纪念日，作为最早一批进入公司的先声人，此刻感慨良多。在我的工作职责中，社会公益事业是非常重要的一部分工作，也一直延续至今。所以，借本书出版的机会，我想谈谈对先声药业多年来履行社会责任的体会与感受，既是对过往岁月中此项工作的一项个人总结，也是希望能提供一些借鉴和参考意义。

对社会责任的履行，贯穿于先声发展的每一段历程

作为一家医药企业，我们认为履行社会责任最好的体现就是为患者提供高质优效的药品。这也是为什么先声成立至今，虽然企业使命有过数次调整，但始终不离"患者"二字的原因。除此之外，随着先声的企业规模日益壮大，我们也深知"能力愈大，责任愈大"的道理，创业25年来，我们从未停止过对社会公益事业的参与。

1996年，先声药业的前身是江苏臣功医药，在成立一周年的时候，我们没有大操大办，而是从庆典预算中拿出20万元于江苏淮阴涟水县捐建先声希望小学。此后，每年固定向希望小学捐献2万元用于书籍购买及优秀教师的奖励。

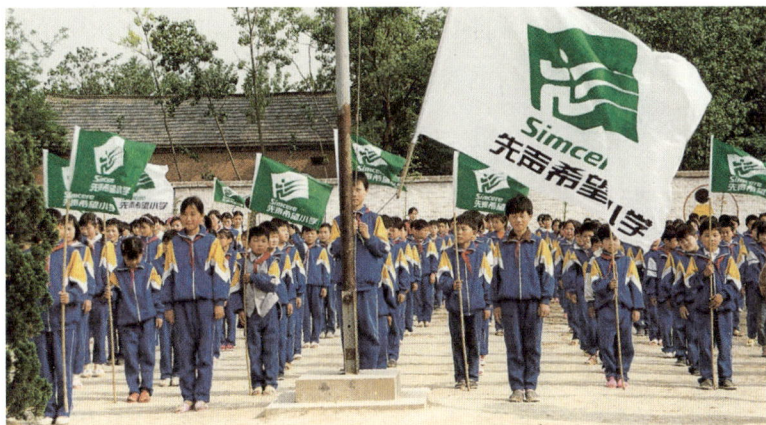

2003年，在先声药业成立8周年暨先声集团成立仪式上，公司再次捐资22万余元在海南成立先声希望小学，并拿出100万元与《扬子晚报》联合向困难人群伸出援手，正式启动"百万先声医疗救助大行动"，对那些因重病濒于困境的困难群众施以援助。据江苏省劳动和社会保障厅有关人士介绍，这是全国首家由企业捐赠的用于救助特定贫困人群的专项医疗救助金，在社会上引起了强烈的反响。先后收到来自全省的求助信几千封，百余名重病患者因此而直接受益。

2007年，先声药业登陆全球最大的资本市场纽交所，也正是在这一年，我们向江苏省"春蕾圆梦工程"捐赠50万元，该工程是江苏省妇女联合会、江苏省儿童少年福利基金会在巩固"春蕾计划"成果的基础上联合启动的，以资助贫困学生接受职业教育、高中教育、步入大学校门为主要内容的社会公益项目。同年，在"企乡互助"项目中，先声药业向南京市溧水县永阳镇秋湖村捐献15万元用于帮助修筑长达1.7公里的"先声路"，为秋湖村民的生产生活提供了极大的便利。除此以外，先声药业还在其他各个方面对秋湖村进行了援助，累计金额超过20万元，并延续至今。

汶川地震、玉树地震、盐城阜宁龙卷风等自然灾害发生后，我们第一时间响应，分别捐赠价值500万、300万、200万的灾区急需药物及现金。同时，我们还向韩红"百人援蒙""百人援疆"计划分别捐赠了5000个爱心药箱。

2020年，一场突如其来的新型冠状病毒肺炎疫情让我们的工作和生活发生了很多改变，身为医药行业的一员，先声药业除了加班加点春节无休生产疫情急需的药品外，我们还第一时间向疫区和相关的医护人员捐赠了超过600万元的药品与急需的医疗物资，以及100万元现金。

相信随着先声药业的持续发展，我们对社会公益的参与将永不停歇。

点滴之爱，汇聚成河

纵观先声药业这些年对社会公益事业的参与，论捐赠金额等，我们不能和很多大型企业相比，但是我们在这些活动中的专注程度以及持续进行，却让活动相关方称道至今。其中最典型的一个案例，是我们对玉树州八一孤儿学校（原藏医孤儿学校）的爱心援助。而今年，也是这项援助计划持续十周年。

2010年4月14日，玉树发生7.1级地震，牵动着全国人民的心。得知这个不幸的消息后，先声迅速行动起来，向玉树捐赠了100万救灾款及价值200万的药品。除此以外，先声人还在想，我们还能为玉树做什么？

就在此时，一次无意的网络搜索，因为地震而成为废墟的玉树州孤儿学校引起了先声人的关注。于是通过江苏省、青海省两地慈善总会的对接，"玉树儿童世博行"系列公益活动成了这一爱心历程的起点。

2010年7月5日，正处于暑假期间的50名来自玉树州孤儿学校的藏族少年与随行老师抵达南京。先声药业以及江苏省慈善总会参与组织本次活动的工作人员早已等候在火车站，并将孩子们安排入住至先声药业园区。

本次活动包含南京的两天行程以及参观上海世博会两天行程。为了给这些在地震中失去亲人的孩子们带来快乐和温暖，先声药业承担了本次活动的所有费用，并且努力将每一个流程都安排到最好。除了活动外，先声药业40名同事自愿成为孩子们一对一的助养人，为他们提供学习和生活上的资助，直到他们完成学业。

7月7日清晨，载满玉树小朋友的大巴车驶向了上海世博园。孩子们兴致勃勃地徜徉于世博园造型各异、风格前卫的展览馆间，饱览了现代科技打造的声光电展示节目，进行了一次为期两天的世博体验之旅。

7月9日，玉树的孩子们在工作人员们热情的送别中登上了返回西宁的火车，大包小包里装满了公司为他们准备的零食、书本和文具。虽然只有短短的四天行程，但是孩子们已经和工作人员积累了一份难得的情谊，外面世界的精彩也让他们开阔了眼界，孩子们纷纷表示这几天的经历"真有意义"。而孩子们在离开时，真诚的感谢声更是让大家动容。

当时，我正担任先声集团党委书记，在接受媒体采访时，我

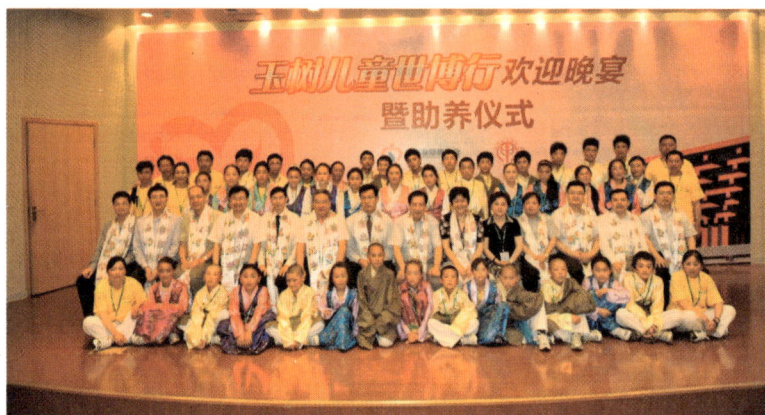

说：希望这次活动能让这些灾区的孩子感受到更多人间的温暖，就像世博的宣传语"城市，让生活更美好"一样，爱，也能让他们的童年更美好。

2011年，我们继"2010玉树儿童世博行"活动后，再次向灾区孤儿献出爱心，为青海省玉树州藏医孤儿学校捐赠了总值逾20万元的助学金、药品和礼物。7月29日，"让爱延续"捐赠仪式在玉树孤儿学校震后搭建的临时板房校舍前举行。我带着公司的慰问小组，满载着礼物来到孩子们身边。自此，"让爱延续"便成了此项活动的主题词，一直延续至今。

从2010年最初的"玉树儿童世博行"，当时40名先声人助养了40名玉树孩子，到如今已经有132名先声人及其家属帮助了170个孩子，这份爱一直延续至今，且帮扶人数逐年增加，累计助养的孩子已近500人。

玉树州八一孤儿学校校长尼玛仁增说："玉树地震的时候，一墙之隔的藏民死伤惨重，而我们学校的孩子都平安无事，一个都没有受伤，这让我很感恩，也更有信心做好办学这项工作。当时从全国各地来看望的人特别多，但真正能坚持至今，每年定期不辞万里过来看望孩子们的人，只有先声药业，还有先声的朋友们！你们的善举很大程度上减轻了我校的经济压力，也填补了孩子们心中对于亲情的渴望……"

自始至终跟进此项爱心行动的青海省慈善总会张静秘书长表示，先声药业持续的慈善行动，完全可以作为社会各界对玉树的各类援助行为中的典范。

愿你心中有阳光，因爱有力量

玉树爱心援助十年，当年第一批助养的孩子已经有15人本科和大专毕业，步入工作岗位。长大独立后的他们，心里还惦记着先声给他们的爱和温暖。我助养的藏族姑娘才仁永尕便是其中一位，她目前在玉树市卫生系统担任会计。工作一年多了，她每逢节日都会给我这位远方的"阿妈"发来祝福问候，母亲节时还给我准备了惊喜。

高山湖海，千里迢迢，哪怕是面临严重的高原反应，也不能阻挡先声人及其家属的步伐。2019年8月，先声药业员工杨茂林带着12岁的女儿去看望另一个"女儿"；先声再康员工宋欣14岁的儿子心心念念那两个未曾谋面的玉树妹妹和弟弟，终于在爸爸的陪伴下和他们见面了，还给妹妹和弟弟带了崭新的文具……

在先声人的心里，这些孩子就是家人，他们是先声大家庭的一员。2015年，在"先声之夜"年会上，玉树小姑娘一展歌喉，无论是舞姿还是歌声中的纯粹，都感染着每一个人；2018年1月19日，玉树孩子们被邀请到海南先声药业参观，他们向"阿爸阿妈"展示了热情洋溢的藏族舞蹈，动情的表演温暖了许多人的心。

除了通过助养来帮助这些孩子们完成学业、鼓励他们坚持梦想、看看外面的世界的同时，我们还在为玉树以及这里的孩子们带来更多的改变。

　　地广人稀的玉树，村与村、户与户之间少则几十公里，多则上百公里。因为草原深处出行不便，距离县城遥远，牧民很少接触外界，生活不易，他们的健康也一直难以保障。所以便有了这里特有的"马背上的医疗队"，他们常年穿梭在草原深处，在山水和云海间颠簸，用马蹄丈量着这里的每一寸土地。2018年7月底，玉树州人民医院的医疗团队再次出发，前往偏远牧区进行帮扶义诊。跟随他们一起"出行"的，还有一份特殊的爱心礼物：由我们先声捐赠的价值10万元的药品。

　　2019年7月，聊城市人民医院党委书记马胜军带队来到青海慰问援青医生的时候，在玉树州八一孤儿学校为孩子们进行免费查体，发现有两个孩子患有先天性心脏病。由于当地医疗条件有

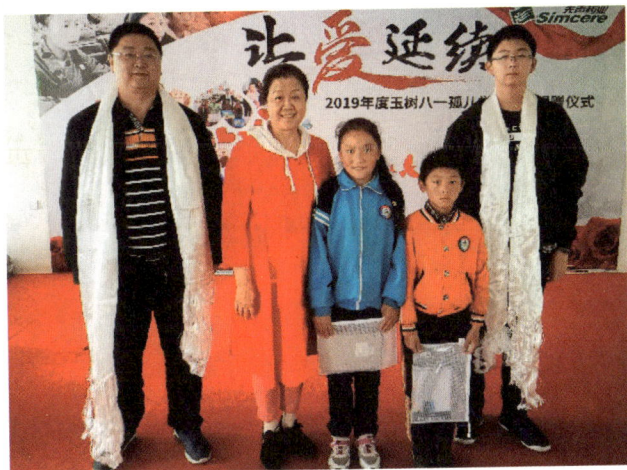

限，两名孩子一直未能得到有效治疗，而他们恰好也是先声人助养的孩子。

先心病患儿需要得到及时治疗，否则便直接影响生命存活期。在学校里，马书记看到了孩子们，感受到了他们对生命的渴望，深受触动。经院方领导商量，决定将两名孩子接到聊城，聊城市人民医院承担近40万的医疗费用，为他们免费治疗直至痊愈。先声药业则决定也献一份爱心，为孩子及其家属、老师等7人提供了往返交通和住宿费用。

从青海玉树到山东聊城，路程有两千公里左右，10月22日，两名孤儿第一次远离家乡，经过医院的精心安排，他们住进了心

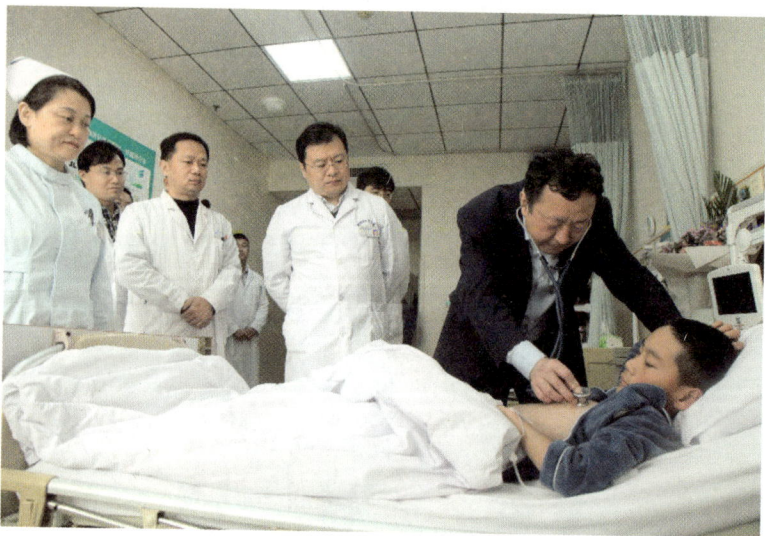

马胜军医生在为患病儿童进行检查

外科病房。为照顾孩子们的饮食起居，医院专门安排工作人员对他们的生活进行照顾。10月24日，经过全面的体检，医院心外科成立了专家组，进行了多学科会诊，制定出最佳手术方案。10月25日，在心外科专家团队的努力下，手术非常顺利，这意味着两个孩子的病情已经治愈，今后可以像正常孩子一样学习生活。10月31日，两个孩子康复出院。

如果没有这场爱心手术，这两个孩子的命运可想而知，而现在，他们的人生因爱而延续，对我们而言，这是最快乐的事情。

玉树爱心助养活动的第一个十年，我们坚持用心守候每一个生命的成长，未来，相信还会有第二个、第三个十年。对先声而言，还会有更多的"玉树"故事，为"先声"这个词注入更多的温暖。

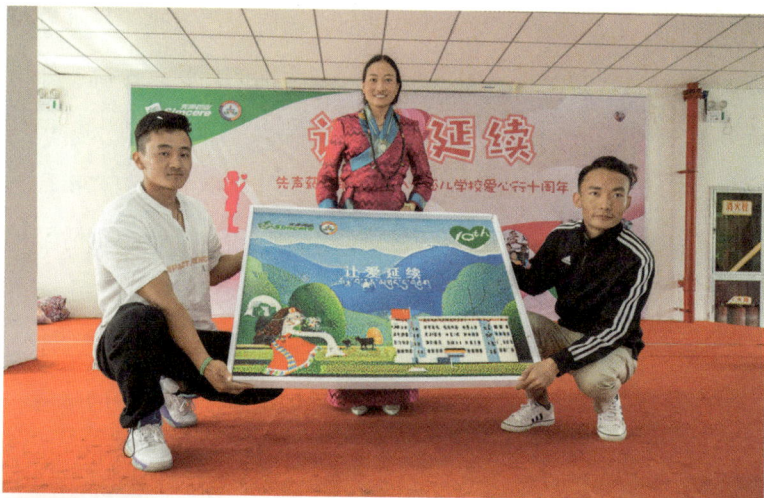

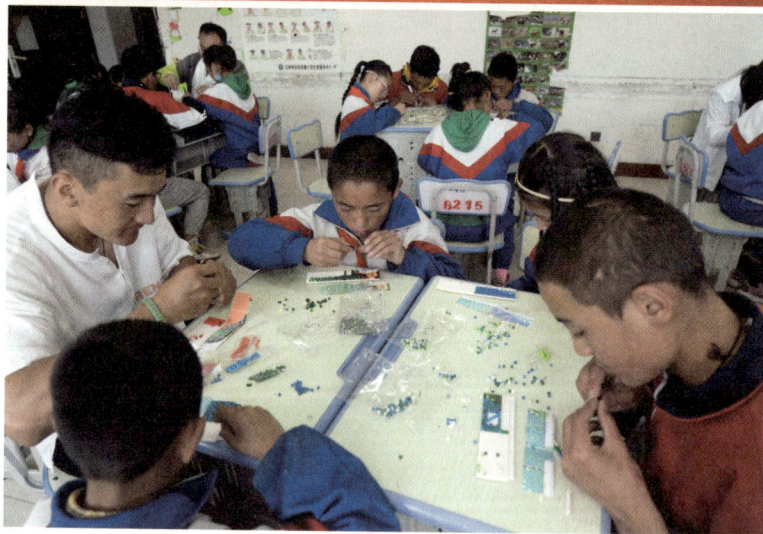

玉树的孩子们共同制作先声药业"让爱延续"十周年拼图

跋 ▶ 愿先声依然年轻
Postscript

二十五年，这是一段不算很短的时光，

我好像一直在忙碌着，但许多时候似乎又感觉忙得没有价值，

在忙之前理应先想想该不该忙、让谁去忙其实更重要，

管理者要管理好自己的时间，学会如何让更多人忙得更有意义。

这二十五年，其实是一段不平坦的旅程，

途中有许多风景，还有数不清的诱惑，

现在看来，追求物质的陷阱会蒙蔽你的眼睛甚至损害你的智力，

作为创业者最重要的是牢记先声是为帮助患者而生。

这二十五年很像是一场马拉松，不应是短跑，

既要记住42.195千米远的目标，又要学会平衡好当下和

未来，

　　比拼的是远见、勇气、体力、耐心和意志力，

　　经营企业需要的是长期主义，任何急功近利的行为都只是昙花一现。

　　创办先声的二十五年，又像有趣的小学阶段学习课程，

　　有时感觉懂了一点，但过一些时候又有了新的不懂，

　　并不因为你是董事长、总监就比下属知道得更多，

　　你要接触面更广，听得到不同意见，常常自我批判才可能少一点困惑。

　　这是一段难忘的岁月，必须经常和自己较劲、过不去，

　　让远高于"还可以""马马虎虎"的工作标准成为习惯，

　　时刻提醒自己绝不向低标准妥协，我和同事才能挣脱舒适区，

　　懒惰的人会颓废，没有危机感的组织终将衰败。

　　先声是一个视奋斗者为注册资本的公司，

　　应该始终坚持招聘的高门槛和用人的严要求，

　　尽各种努力吸引和保留住创造高绩效的人才，

　　是先声持续存在的、仅次于创造客户的第二个理由。

回望这二十五年，

最让我开心的是新药获批的那一天，还有患者感谢先声的
来信，

一大批年轻同事的成长也常常令我兴奋不已，

最让我郁闷的是自己虽然努力了，但成果和绩效寥寥，

让自己有点欣慰的是，越来越以平常心面对每天的好消息和
坏消息。

这二十五年，也算很多人的沧桑岁月，

才疏学浅、缺乏耐心、有点自我、有点野心的我，犯的错可
不少，

没能够帮助更多患者，没能够给更多年轻人更多机会是两大
遗憾，

很重要的一个收获是我对企业如何活下去有了进一步的
认知。

这二十五年中，已经记不清有过多少个决策，

一些决定有机会主义色彩，一些决策"自以为是，实则
不是"，

违背了"没有反对意见不决策，没有备选方案不决策"的原则，

也许在自作自受的失败中学习也是经营企业的必修课。

走过这二十五个春秋后，

我们应该要虔诚地感恩这个时代，感恩合作伙伴的鼓励，

特别要感恩客户的信任和认可。

我更不会忘记同事们、包括已经离开先声的人们努力的汗水和期待的目光，

谢谢同事们这么多年互相搀扶着一起探索前行，

谢谢同事们的一路陪伴，一起变老，也变年轻。

我希望未来的先声，

更接近我们的客户，用心洞察客户和患者的真正需求，

看到他人没看到的机会，尝试走一条不寻常的路。

让我们共同打造更有吸引力的组织，让更多人成为更加杰出的自己。

我希望未来的先声，

拥有比现在多得多的客户，帮助许许多多的患者，

拥有比现在多得多的有使命感、有想象力、有团队精神的奋斗者，

让我们一起期待未来的先声，雄心勃勃，依然年轻。

任晋生

2020 年 3 月 28 日

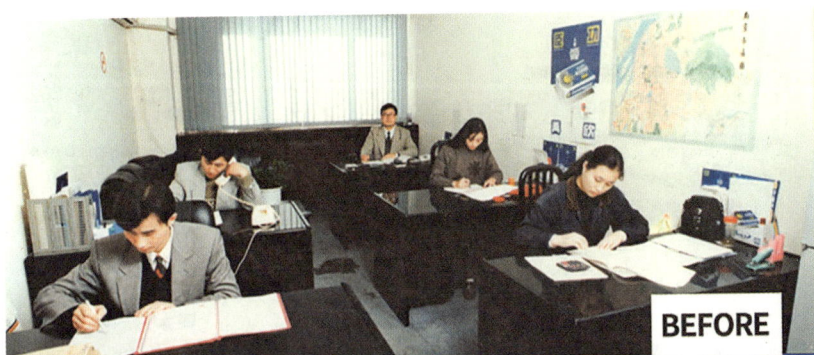

BEFORE
AFTER

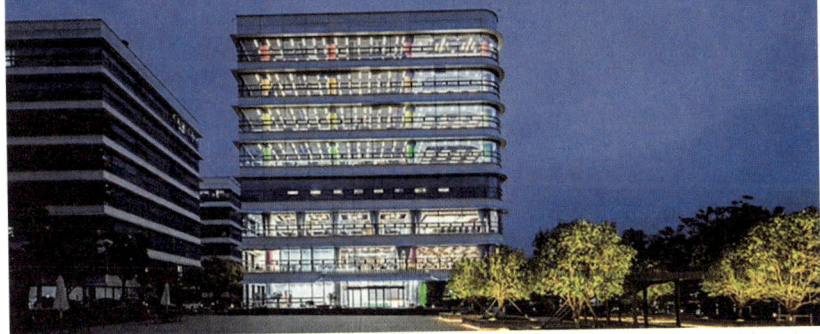

从创业初期"新特药经营部"的几间办公室，到更名为"先声"后的"花园路12号"，再到现在位于紫金山东麓美丽的先声集团总部园区……

一路走来，先声药业已成长为一家快速向创新驱动转型的公司。聚焦肿瘤、中枢神经、自身免疫等重大疾病领域，凭借优异的研发和商业化能力，公司始终致力于让患者早日用上更有效药物。

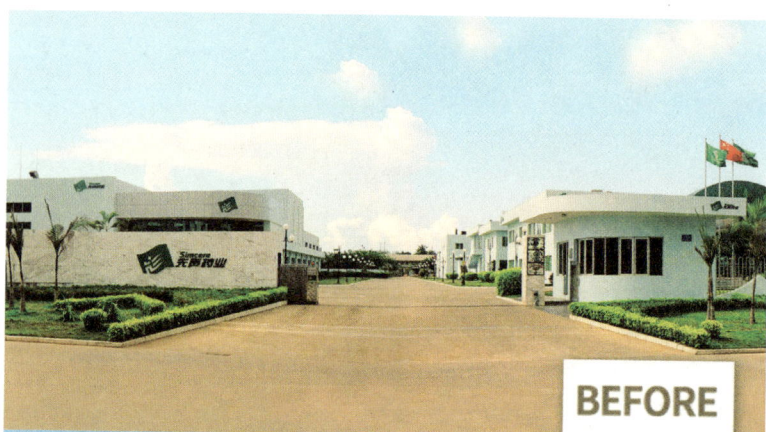

BEFORE

AFTER

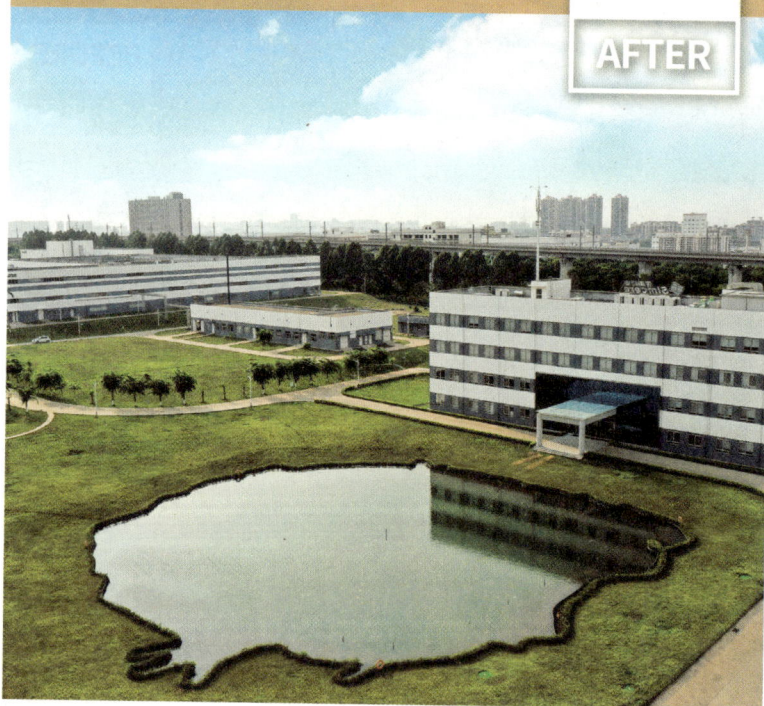

2001年，海南先声药业（原南海海富制药）的加入，使先声从药品经销企业转变为一家真正的制药公司。随后，南京、山东、芜湖等制药基地的布局，为"先声制造"赋予了更多的内涵。

BEFORE

AFTER

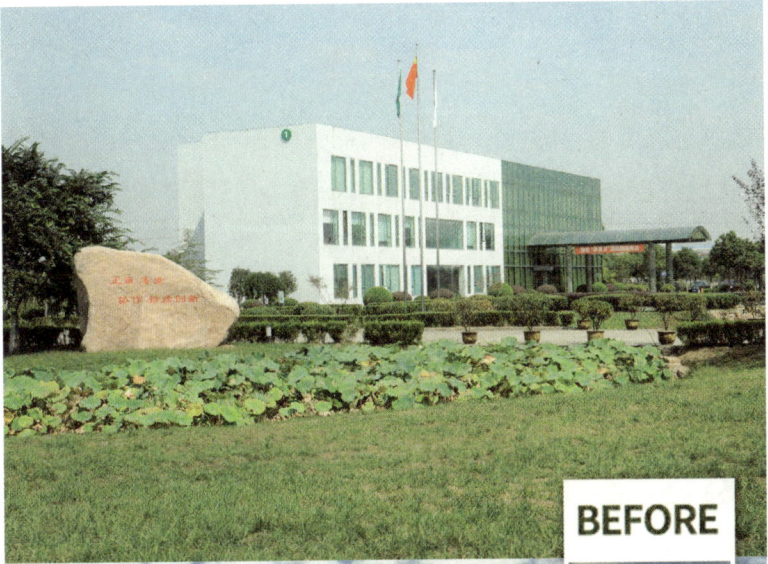

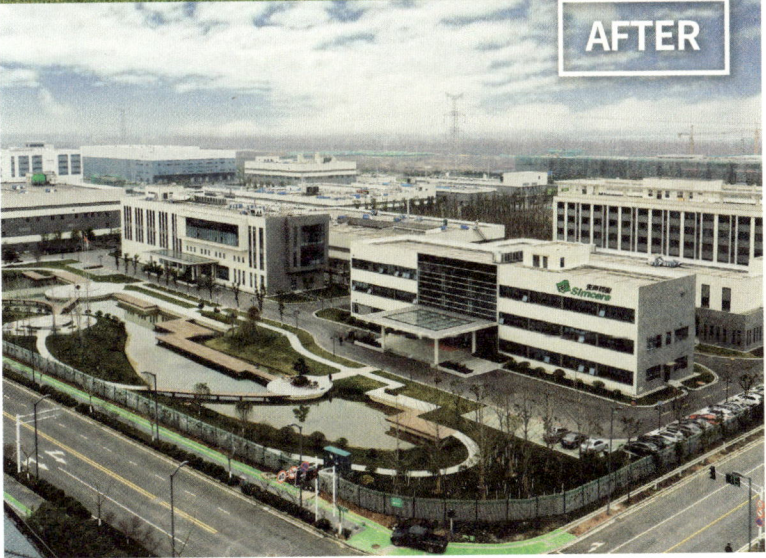

南京先声东元原浦口厂区 VS 江北新区生物医药谷新厂区

BEFORE

AFTER

上图为先声的第一个产品，国内第一个儿童口服阿莫西林（再林®）。

如今，先声已拥有超40个产品组合，包含4个创新药，7个国内首上市药，超10个产品被录入40多个政府机构或权威专业学会发布的指南和路径，超20个产品被纳入国家医保药品目录。公司主要产品在中国保持领先市场份额。

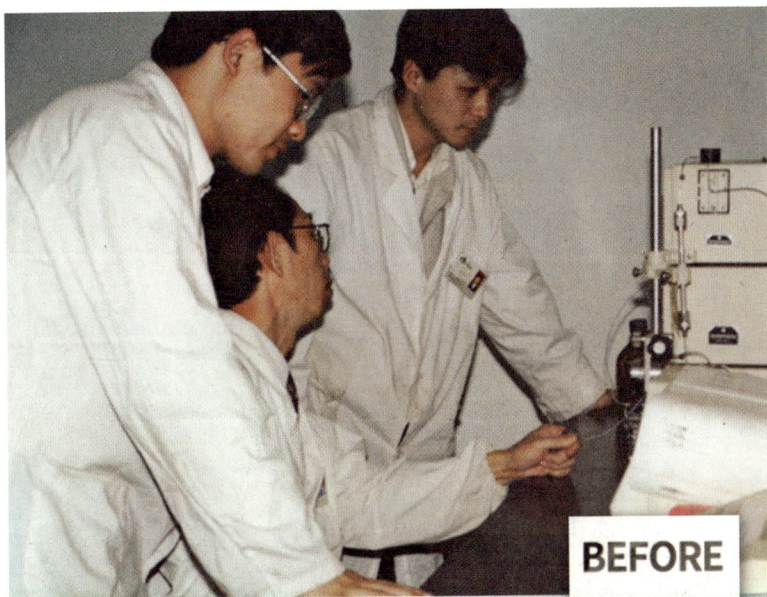

BEFORE

AFTER

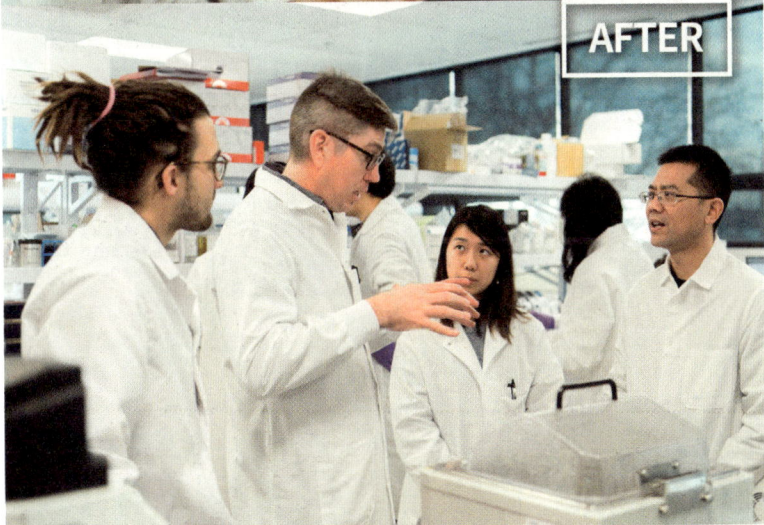

研发刚起步的时候，一台液相色谱仪我们也视如珍宝；现在，海内外创新人才汇聚，是我们最宝贵的财富。

近年来，先声研发投入占比逐年提升。在南京、上海、波士顿设有三个研发中心，并获国家科技部批准成立"转化医学与创新药物国家重点实验室"。

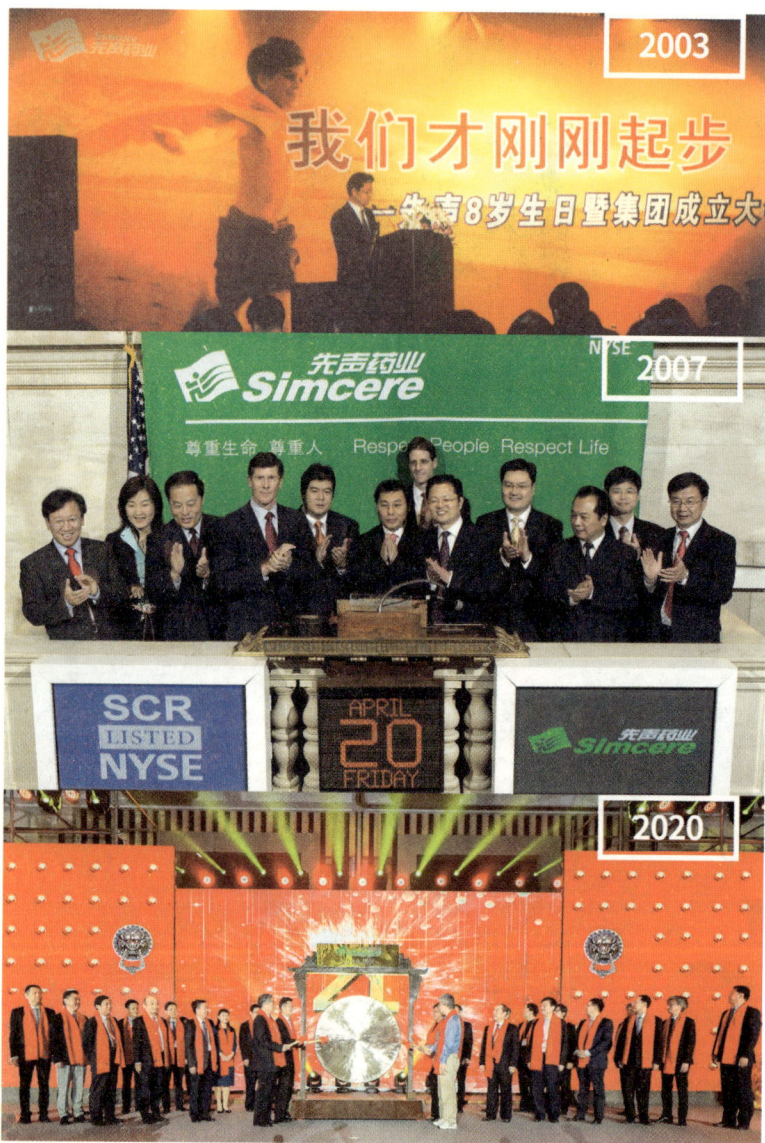

2003年，先声8岁，告诉自己"我们才刚刚起步"。

2007年，先声12岁，登陆纽交所，成为国内第一家在纽交所上市的化学生物药公司，告诉自己"长路漫漫，志当高远"。

2020年，先声25岁，在香港交易所挂牌上市，我们深知自己仍是一个不完美的公司。

让患者早日用上更有效药物

先声是个不完美的公司，
仅仅为你提供一个奋斗的舞台